Rösler

Das MILIEU –
Gesundheit zwischen den Zeilen

Dietmar Rösler

Das MILIEU - Gesundheit zwischen den Zeilen

Ernährungsmedizinischer Leitfaden zur nutriologischen Milieu-Therapie

100 Seiten

12 Abbildungen

Ralf Reglin Verlag Köln

Bibliografische Information der Deutschen Nationalbibliothek

Die Deutsche Nationalbibliothek verzeichnet diese Publikation in der Deutschen Nationalbibliografie; detaillierte bibliografische Daten sind im Internet über http://dnb.ddb.de abrufbar.

Anschrift des Verfassers:
DDr. med. Dietmar Rösler
INUMED GmbH
Institut für nutriologische Medizin
Moosham 29
A-5580 Unternberg
www.inumed.at

Abbildungen: INUMED GmbH
Endredaktion: Sabrina Pertl, MA
Satz und Layout: R. Reglin
Printed in Germany

ÜBER DEN AUTOR

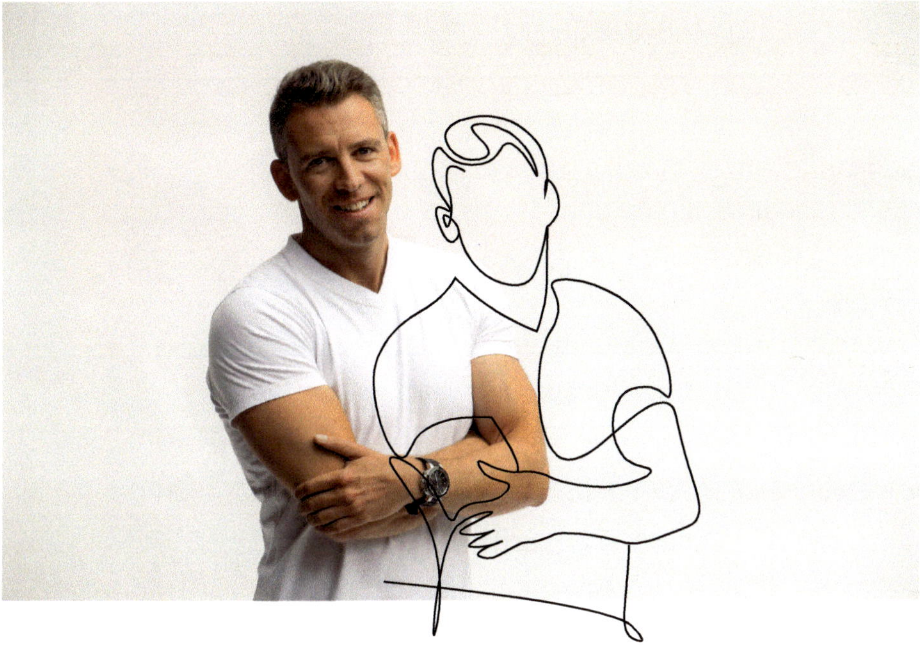

DDR. MED. DIETMAR RÖSLER

Jahrgang 1982. Orthomolekular- und Sportmediziner aus Leidenschaft, Doktor der medizinischen Wissenschaft aus Interesse. Medizinischer Leiter von INUMED. Biohacker und neugieriger Anwender neuester gesundheitsorientierter Forschung. Beschäftigt sich am liebsten mit Salutogenese, Mitochondrien-Medizin und Rockmusik. Liebt seine Familie, Freunde, seinen Beruf und seine Rickenbacker.

INHALTSVERZEICHNIS

Vorwort

„Mikronährstoffe produzieren vor allem teuren Urin!" „Wer sich ausgewogen ernährt, hat keinen Nährstoffmangel!" „Wir hatten noch nie so eine Vielfalt an Nahrungsmitteln, wie soll da ein Mangel entstehen?" „Hypervitaminosen sind gefährlich!" „Mein Körper sagt mir schon, was er braucht!" „Vitamine haben keine Nebenwirkungen, also können sie auch keine Wirkung haben."

Dies ist ein Auszug aus Zitaten, die ich von Medizinerkollegen gehört habe. Sie erinnern an „Lebensweisheiten" aus grauer Vorzeit: „Wer schön sein will, muss leiden!", „Wenn's nicht wehtut, dann bringt es nichts!" Oder an die „gsunde Watschn, die noch niemandem geschadet habe" (ein österreichisch konnotierter Euphemismus zur Rechtfertigung körperlicher Züchtigung als Erziehungsmaßnahme).

Ich möchte gar nicht auf den (überschaubaren) Wahrheitsgehalt dieser Äußerungen eingehen. Vielleicht ist die Ursache für diese Fehlmeinungen ein einziges großes Missverständnis: Man erwartet zu viel von den Nährstoffen. Sie sollen funktionieren wie Pharmaka. Eine Hypothek, die sie – bei genauer Betrachtung der menschlichen Biochemie – nicht einmal ansatzweise erfüllen können. Das Schlüssel-Loch-Prinzip funktioniert nur im Falle der Hypovitaminosen und der heutzutage sehr selten gewordenen klassischen Mangelerkrankungen wie Skorbut, Beri-Beri, Morbus Wernicke, Pellagra oder Rachitis. Lassen wir diesen Gedanken los:

Vitamine, Spurenelemente, Mineralien und Nutriceuticals sind keine Pharmaka! Sie sind hauptsächlich Ko-Faktoren und Ko-Enzyme, die durch ihr Vorhandensein kaskadische körpereigene Abläufe ermöglichen und zu besserer zellulärer Funktion beitragen. Wie Zündschlüssel, die den Ferrari starten. Im Idealfall führen sie ein dysfunktional gewordenes System wieder in den funktionalen Grundzustand zurück. Oder sie ermöglichen einen höheren Leistungsoutput bestimmter Zellorganellen, die ihrerseits zu einer verbesserten Organfunktion beitragen, was dem Gesamtorganismus in Form von verbesserter Leistungsfähigkeit, oder Regenerationsfähigkeit zu Gute kommt.

Fehlen diese Nährstoffe, dann laufen Enzymreaktionen mangelhaft ab. Der Organismus kompensiert diesen Zustand lange und unspezifisch. Ermüdbarkeit, Infektanfälligkeit, träger Stoffwechsel, Haarausfall, Insulinresistenz sind erste konkretere Anzeichen einer zellulär metabolischen Schieflage. Wie in einem Biotop, das nur scheinbar über Nacht Algen ansetzt, geht der Übergang in die Krankheit – das „Kippen" des Biotops „Mensch" – schleichend. In einem gekippten, veralgten Biotop können Pflanzen und Fische auf Dauer nicht überleben. Dazu muss erst das Milieu korrigiert werden, dann verschwinden die Algen und erst dann ist normales Leben wieder möglich. Was spricht also dagegen, die Gesundwerdung des Menschen, die sogenannte Salutogenese, aus dieser Perspektive neu zu beleuchten?

Dieses Handbuch sollte als Wegweiser zur erfolgreichen Nährstofftherapie dienen, ohne ein Biochemiestudium vorauszusetzen. Es beschreibt einen neuen, praxiserprobten und praxistauglichen Zugang, der schon vielen Patienten ein gesundes Leben und hohe Leistungsfähigkeit ermöglicht hat und der den Terminus „chronische unheilbare Krankheit" in Frage stellt. Es beschreibt den Begriff des „Milieus" und der „Milieukorrektur" als Schlüssel zur Salutogenese. Dieser Begriff fußt auf übergeordneten biochemischen und physiologischen Zusammenhängen, die sich in ähnlichen somatischen Störungen äußern und dadurch auch einem ähnlichen Lösungsansatz zugänglich sind. Es gibt sechs Milieus, die (nur?) ernährungsmedizinisch korrigierbar sind. Sie sind der Schlüssel zur optimalen Funktionsweise unseres Organismus. Diese Herangehensweise ist keineswegs neu. Sie geht zurück auf den wissenschaftlichen Disput zwischen Louis Pasteur und Antoine Béchamp mit dem berühmten Zitat „Die Mikrobe ist nichts, das Milieu ist alles". Um zahlreiche wissenschaftliche und klinische Daten erweitert, ist diese Hypothese nun zu einem Behandlungskonzept herangewachsen, das strukturiertes und zielführendes Arbeiten ermöglicht.

Sichtbar wird der Erfolg der Milieutherapie durch das Verschwinden der klinischen Symptome. Patienten mit jahrelanger Infektanfälligkeit bekommen ein widerstandsfähiges Immunsystem. Allergien verschwinden, das Hautbild bei atopischer Dermatitis normalisiert sich, Rheumasymptome verlieren ihren Schrecken, die Stimmung bessert sich. Innerliche Unruhe weicht erholsamem Schlaf, der Stoffwechsel „springt an" und die Fettleber verschwindet. Sportliche Leistungsfähigkeit steigt messbar, die Lebensqualität von Gesunden und auch (Schwer-)Kranken steigt erheblich. Ihr Körper kann dann zwar immer noch nicht Wasser in Wein, aber zumindest Pflanzenöl in „Fischöl“ verwandeln, weil die notwendigen Enzyme wieder arbeiten. Der Depressive produziert sein Serotonin einfach wieder selbst und Männer kaufen Familienautos und keine Sportwägen, weil der Testosteronlevel wieder hochnormale Werte erreicht. Frauen essen „Haarwuchsmittel“, anstatt es sich in die Haare zu schmieren und Kinder spielen Fußball wieder mit Freunden und nicht mit Spielkonsolen. Man könnte diese Liste noch lange fortsetzen. Im Grunde genommen passiert in jedem Fall dasselbe: Die Korrektur des dysfunktionalen Milieus führt zur Remission der dadurch ausgelösten Symptome. Die Resilienz, die Widerstandsfähigkeit ganzer Organsysteme steigt und man erlangt einen Zustand, der durch das Wort GESUNDHEIT nur unzureichend beschrieben werden kann.

Ärzten und Therapeuten soll dieses Handbuch dazu dienen, das eigene diagnostische und therapeutische Spektrum um diese neuen Aspekte zu erweitern. Zu diesem Zweck sind neben den biochemischen Hintergründen auch diagnostische Maßnahmen hinterlegt, die in Zusammenschau mit typischen pathognomonischen Symptomen ein einfaches Erfassen des zugrundeliegenden Problems ermöglichen, um das therapeutische Ziel – die Gesundheit des Patienten – ehestmöglich zu erreichen.

Dem interessierten Laien, dem Biohacker und Selbstoptimierer, aber auch dem Erkrankten sollen hier Wege aufgezeigt werden, die – basierend auf jahrelanger wissenschaftlicher und praktischer Erfahrung – Lebensqualität, Leistungsfähigkeit und Anti-Fragilität erreichbar und nachhaltig machen.

DIE ZUKUNFT DER ERNÄHRUNGSMEDIZIN

„ORTHOMOLEKULARE MEDIZIN“ ALS NEUER TERMINUS DER 1968ER GENERATION

Der Begriff der „Orthomolekularen Medizin“ geht auf den US-amerikanischen Chemiker und zweifachen Nobelpreisträger Linus Pauling zurück. Paulings 1968 gestellte, simple wie schlüssige Frage „Wenn das biologische System Mensch aufgrund von Mikronährstoff-Mängeln erkrankt, warum gleichen wir dann diese Mängel nicht aus?“ rief von Beginn an heftige Widerstände in etablierten Kreisen hervor. Heute, Jahrzehnte später, sind diese Diskussionen nicht beigelegt. Im Gegenteil, die Lager der Vitamin-Verfechter und jene der Mikronährstoff-Kritiker haben sich mehr denn je zu ideologischen Clustern einzementiert. Beide „Religionen“ verweisen in gewissen Zeitabständen stereotyp auf Erkenntnisse und Studien, die ihre gegensätzlichen Standpunkte belegen sollen. Um diese Jahrzehnte andauernden Grabenkämpfe abzukürzen: Die meisten der von den jeweiligen Apologeten zitierten Publikationen geben weder der einen noch der anderen Fraktion recht. Warum? Weil Studienergebnisse zu einzelnen Mikronährstoffen, egal, ob in vitro oder in vivo erarbeitet, egal, ob mit positivem oder negativem Resultat, zwar unser Verständnis über humanbiologische Abläufe verbessern, aber keinesfalls allgemeingültige Schlüsse über die „therapeutische Effizienz“ eines isolierten Mikronährstoffes ableiten lassen.

MEDIZINER SIND (AUCH) ORTHOMOLEKULAR-MEDIZINER

Die Kategorisierung des therapeutischen Instrumentariums als „schulmedizinisch“ und „orthomolekular“ ist eine akademische, ideologisch verbrämte, ohne jegliche alltagsmedizinische Relevanz. Ein Mediziner, auch jener des „schulmedizinischen Lagers“, ist im Rahmen der diagnostischen Leitlinien auch verpflichtet, Eisen-, Magnesium-, Kalium- oder Folsäure-Defizite labordiagnostisch zu identifizieren und diese durch entsprechende Substitution zu beheben. Jede konservative Medizinerin arbeitet somit (auch) „orthomolekular“ im Sinne der Definition, auch wenn sie die orthomolekulare Bewegung als Ideologie eigentlich ablehnt. Wo also liegen dann die (ideologischen) Grenzen zwischen Schul- und Orthomolekularmedizinern? Kurzgefasst wohl darin, dass Vertreter der orthomolekularen Bewegung ihren diagnostischen und therapeutischen Fokus primär auf die Suche und den Ausgleich von Mikronährstoffen richten. Sie erweitern ihren diagnostischen Fokus, über einige wenige „Mainstream-Mikronährstoffe" hinaus, auf die Grundversorgung ihrer Patientinnen mit (vermeintlich) metabolisch weniger wichtigen Mikronährstoffe wie Kupfer, Mangan, Pantothensäure, Pyridoxin, um nur einige zu nennen. Legt man somit die akademisch-ideologischen Grabenkämpfe der beiden medizinischen Glaubensrichtungen einmal beiseite, bleibt als wesentliches Unterscheidungsmerkmal nur mehr der primäre diagnostische und therapeutische Schwerpunkt der medizinischen Tätigkeit. Hier die konservativ agierende Kardiologin, die den Elektrolytstatus ihrer Patienten in ihre Diagnostik und Therapie mit einbezieht, dort die Orthomolekular-Medizinerin, die der Mikronährstoff-Versorgung ihrer Patienten mehr und erweitertes Augenmerk schenkt.

NÄHRSTOFFE SIND MEHR ALS NUR ERSATZ FÜR ARZNEISTOFFE

Viel Aufregung um nichts also? Nein, so simpel ist es nun auch wieder nicht. Paulings ideologische Vorgabe, Menschen einfach auf ihre Defizite zu untersuchen und diese dann zu kompensieren, brachte ja nicht nur positive Resultate. Im Gegenteil, viele Studien wie die ATBC-, CARET- oder SELECT-Studie bewiesen ja eindrucksvoll, dass die Zufuhr einzelner oder kombinierter Vitamin-Mixes nicht nur wirkungslos, sondern einige davon unter bestimmten Umständen sogar kontraproduktiv sein können. (vgl. NEJM 1994) Beeindruckende Ergebnisse, die Öl ins Feuer der konservativen Vertreter gossen und immer wieder, auch von einer Unzahl halbgebildeter Fachjournalisten, zitiert werden, um die Nutzlosigkeit oder gar Gefährlichkeit von Vitaminen zu belegen. Bereinigt von statistischen Grabenkämpfen aber geht es bei der Interpretation der meisten dieser Vitamin-Studien gar nicht so sehr um den jeweiligen Outcome, egal, ob positiv oder negativ, sondern um die Tatsache, dass bei all diesen Vitamin-Studien eines ignoriert wurde und wird: Nämlich das Faktum, dass Vitamine, Mineralstoffe und Spurenelemente, im Gegensatz zu Pharmaka, keine isolierten Wirksubstanzen sind, sondern biologische Hand-in-Hand-Werker unseres Stoffwechsels. Vitamine und Co. in isolierter Form therapeutisch einzusetzen, kommt dem Versuch gleich, ein Symphonieorchester permanent ausschließlich mit Cellisten zu erneuern und sich damit eine Verbesserung des Klangbildes zu erwarten. Dort, wo Cellisten fehlen, gelingt dies, oft auch nur zum Teil, dort, wo sie nicht fehlen, zeigt der Cellisten-Ersatz keine Effekte.

BEGRIFFSKLÄRUNG – „SOWOHL ALS AUCH“ IST ZIELFÜHRENDER ALS „ENTWEDER – ODER“

Die Nutriologische Medizin wird gerne pauschal der Alternativ- oder Komplementärmedizin zugeordnet. Dies sind zwei Begriffe, die sehr gut das Dilemma beschreiben, in der sich die moderne Medizin befindet. Während „*Alternativ*“ eine Entweder-Oder-Konstellation beschreibt, ermöglicht die Bezeichnung „*Komplementär*“ zumindest die Vorstellung, dass man die konventionelle Medizin durch zusätzliche Maßnahmen ergänzen kann. Trotzdem scheint es in beiden Fällen doch eine strikte Trennung zwischen beiden Disziplinen zu geben. Diese Trennung macht sich seit der Covid-Pandemie noch stärker und restriktiver bemerkbar. Es scheint außer schwarz nur noch weiß zu existieren. Die konventionelle Medizin vergisst dabei, dass wir Menschen mehr sind, als nur Organe, Laborwerte oder Krankheitsbilder. Der große österreichische Epigenetiker und holistische Mediziner, Prof. Johannes Huber bringt es in seinem Buch „Der Holistische Mensch“ auf den Punkt: „Wir sind mehr als die Summe einzelner Organe.“ (Huber J, 2017) Immer spezifischere Lösungsansätze werden gesucht , die jedoch zunehmend das Gesamtbild aus den Augen verlieren. Und – die konventionelle Medizin ist haushoch überlegen, wenn es um die Lösung akuter Gesundheitsprobleme geht. Hier stößt die Ernährungsmedizin an ihre Grenzen. Sie hat ihre Stärken einerseits in der Prävention von Erkrankungen, andererseits in der Therapie chronischer Störungen. Die andernorts vielzitierten „Synergiepotentiale“ werden jedoch völlig außen vor gelassen und beschränken auf einer ausschließlich ideologischen Ebene das therapeutische Potential des exklusiv denkenden Arztes. Warum nicht ein „Sowohl als auch“ ermöglichen?

NUTRIOLOGISCHE MEDIZIN HEUTE: „BACK TO THE ROOTS“ MIT AKTUELLEN MÖGLICHKEITEN.

Heute, mehr als fünf Jahrzehnte nach der Geburtsstunde der Orthomolekularen Medizin, ist die klinische Evidenz um die Schwächen und Potenziale von Mikronährstoffen als therapeutisches Instrumentarium kontinuierlich gewachsen und umfangreicher als zu Beginn dieser Bewegung. Substanziell betrachtet, ist Paulings Lehrmeinung heute im Prinzip gleichermaßen gültig wie damals. Durchleuchtet man seine These jedoch auf der Ebene der einzelnen Entitäten unseres Stoffwechsels, so wissen wir heute mehr als damals. Es ist Zeit, einige dogmatische Irrtümer zur Kenntnis zu nehmen und deren Korrekturen in unseren medizinischen Alltag aufzunehmen. Es braucht ein klar strukturiertes und einfach umsetzbares Diagnose- und Therapiekonzept, das Schwächen und Irrtümer der Orthomolekularen Medizin eliminiert und durch neue Erkenntnisse auf den Gebieten der Physiologie und Molekularbiologie korrigiert. Es soll den Bogen spannen, zwischen der Medizin unserer Väter und der Medizin der Zukunft. Vor 50 Jahren musste der Arzt großteils ohne apparative Diagnostik auskommen und daher die Deutung der Symptome in den Vordergrund stellen, Konnexe zwischen Symptomen und korrespondierenden Organproblemen herstellen können und daraus eine Therapie ableiten. Diesem holistischen Ansatz kann mittlerweile ein breites Instrumentarium an Diagnostik beigestellt werden, das eine Optimierung der Therapie für den Patienten ermöglicht. Die Forschung zeigt darüber hinaus neue Wege auf – an erster Stelle sei hier die Epigenetik genannt – die eine mögliche Richtung anzeigen, wohin es in Zukunft gehen könnte.

Zusammengefasst ist die Basis all dieser Korrekturen eine Erkenntnis: Der Mensch ist mehr als nur ein personifiziertes Reagenzglas.

DIE ERNÄHRUNGSMEDIZIN DER ZUKUNFT

Versucht man, die Konsequenzen der mehr als fünfzigjährigen Erfahrung mit dem diagnostischen und therapeutischen Einsatz von Mikronährstoffen zu ziehen, kristallisieren sich drei wesentliche Erkenntnisse aus diesen Analysen:

1. Latente Mikronährstoff-Defizite sind, wie alljährliche nationale Ernährungsberichte übereinstimmend dokumentieren, in den Industrieländern weit verbreitet. Unbestritten ist auch, dass bereits eine 20%ige Verminderung des Körperbestandes einzelner Mikronährstoffe zu einer Aktivitätsminderung korrespondierender Enzyme führt, was eine Halbierung der jeweiligen Stoffwechselaktivität bedeutet (siehe Abb. 1). Therapeutische, besser gesagt, präventive Konsequenz dieser Fakten ist die Notwendigkeit, den Organismus mit einem lückenlosen, aber moderat dosierten BASIS-Präparat so zu versorgen, dass real oder potenziell reduzierte Stoffwechselaktivitäten auf ein zu 100% physiologisches Aktivitäts-Maß korrigiert werden. Um eine verständliche Metapher zu bemühen: ein Haus braucht zuallererst ein stabiles Fundament und einen Rohbau – eine BASIS.

2. Auch wenn die historische Entwicklung der traditionellen westlichen Medizin die Auseinandersetzung mit Organen und Organsystemen in den Vordergrund gestellt hat, herrscht Einigkeit darüber, dass unsere Körperfunktionen über die Organebene hinaus auch von übergeordneten Regelsystemen – MILIEUS - gesteuert und reguliert werden. Diese kybernetischen Regelkreise sind, ebenso wie einzelne enzymatische Aktivitäten, nicht über isolierte Mikronährstoffe steuerbar, sondern nur über komplexe Formeln. Diese Formeln zielen darauf ab entgleiste, übergeordnete Regelsysteme des Organismus in die BALANCE zurück zu führen. Übersetzt müssen in den erfolgten Rohbau im nächsten Schritt Regelkreise (Elektrik, Installationen, Heizsystem, Abwassersystem,..) implementiert werden, die auch funktionieren.

3. Erst nach Stabilisierung der physiologischen Grundfunktionen (BASIS) und Korrektur entgleister Regelsysteme (MILIEUS) ist es sinnvoll, labordiagnostisch verifizierte, spezifische Mikronährstoff-Defizite gezielt auszugleichen. Aber selbst dieser spezifische Ausgleich soll nicht zur Annahme verleiten, einen Zink-Mangel nur durch Zink, einen Eisen-Mangel nur durch Eisen-Supplementierung ausgleichen zu können.

Der pharmakologische Denkansatz, spezifische Mikronährstoff-Defizite alleine durch isolierte, sogar hochdosierte Mikronährstoffe kompensieren zu können, ist nicht nur häufig ineffektiv, sondern sogar potenziell gefährlich. Das metabolische FEINTUNING umfasst demnach neben den metabolischen Leitsubstanzen auch jene physiologischen Synergisten, die neben der Resorption auch die Bioverfügbarkeit und den Metabolisierungsgrad optimieren. Umgemünzt auf unseren Hausbau werden nun die Armaturen, Türklinken, Tapeten und Einrichtungsgegenstände an ihren Platz gebracht. Niemand würde seinen Hausbau mit dem Erwerb einer Türe beginnen. Ebenso wenig wird eine Monotherapie mit Natriumselenit ein gesundheitliches Problem nachhaltig lösen.

DAS FUNDAMENT EINER PHYSIOLOGISCHEN STOFFWECHSEL-AKTIVITÄT

Vitamine, Mineralien und Spurenelemente, Fettsäuren, Aminosäuren und Pflanzenstoffe, die unter dem Begriff Mikronährstoffe zusammengefasst werden, sind lebenswichtig. Das ist allgemein bekannt. Man weiß auch aus der Geschichte, dass massive Vitaminmangelsituationen teilweise tödlich enden können. Ein gutes Beispiel ist die heute nahezu ausgestorbene Vitamin-C-Mangelerkrankung Skorbut, die zu Zeiten der großen Seefahrer wie Christoph Kolumbus oder Ferdinand Magellan vielen Matrosen das Leben kostete. Dieses tödliche „Endstadium" einer Avitaminose - also totale Vitaminmangelerkrankungen im wörtlichen Sinn - tritt heutzutage kaum noch auf. Dagegen sind sogenannte „latente" Mangel-Vorstadien, die nur schwer messbar und diagnostizierbar sind, gegenwärtig weit verbreitet. Auch wenn diese latenten Defizite nicht tödlich sind, zeigen sie bereits massive Einwirkungen auf unseren Stoff-Wechsel und auf unsere Befindlichkeit.

Alle tödlichen Avitaminosen wie Skorbut, BeriBeri, Pellagra oder Kretinismus traten übrigens auch nicht von heute auf morgen, sozusagen über Nacht, auf. Diesen tödlichen Avitaminosen waren monate- oder jahrelange, leid- und schmerzvolle Vorstadien vorausgegangen. Jene Matrosen, die am Ende an Skorbut verstorben waren, hatten zuvor bereits über lange Zeiträume an Bindegewebsschwächen, Zahnfleischbluten, Zahnverlust, Varizen, Hämorrhoiden, unspezifischen Immundefekten und Gelenksarthritiden gelitten. Allerdings waren Multimorbiditäten zu dieser Zeit weit verbreitet und wurden fatalistisch hingenommen. Auch hatte man diese heterogenen Beschwerdebilder nicht mit dem anwachsenden Grundproblem, nämlich mit der zunehmenden Vitamin-C-Unterversorgung, assoziiert. Weder waren die meisten Vitamine vor gut 100 Jahren schon entdeckt, noch wusste man um die biochemischen Hintergründe dieser Vitamin-Mangelstadien. Heute aber sollten wir uns die Frage stellen: Sind Varizen, Hämorrhoiden, Immundefekte und Arthritis der Skorbut des 21. Jahrhunderts?

Um die Rolle der Mikronährstoffe für unseren Stoffwechsel sachlich richtig einzustufen, müssen wir uns ihrer biochemischen Funktio-

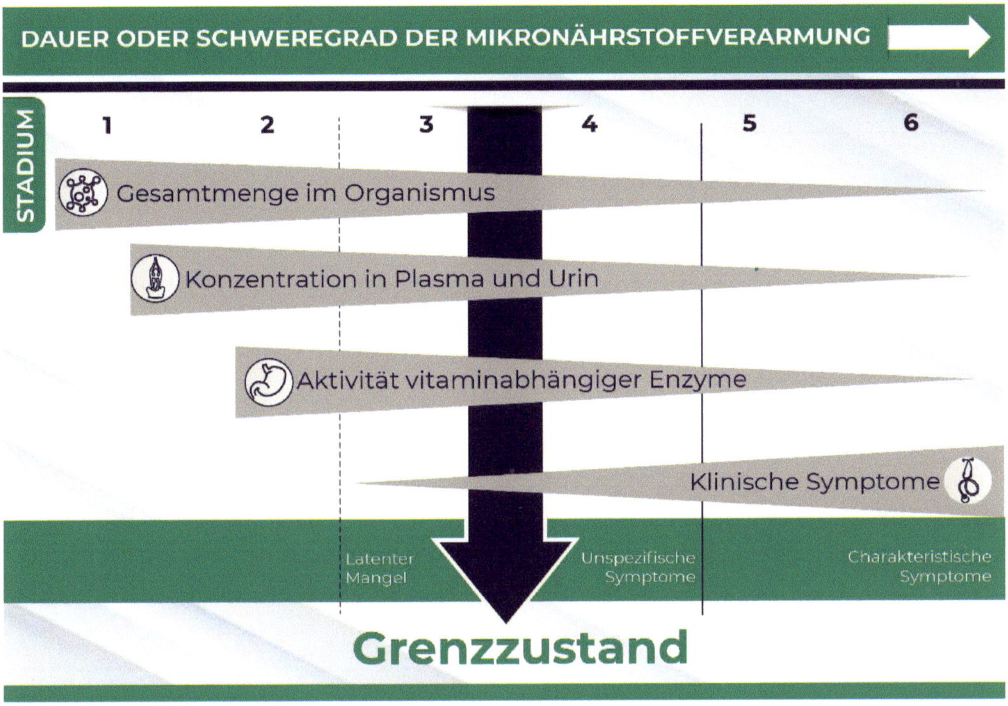

Abb. 1: Die Stadien des Vitaminmangels nach Brubacher (Brubacher 1987)

nen bewusst werden. Die Hauptfunktion aller Mikronährstoffe ist die Unterstützung von Biokatalysatoren wie Enzymen, oder Hormonen, wo sie als Ko-Faktoren, eine Art „biologischer Werkzeuge", fungieren. Das heißt, erst ihre Anwesenheit ermöglicht das Wirken dieser Katalysatoren und hält dadurch Stoffwechselprozesse im Körper aufrecht. Brubacher konnte bereits in der 1980er Jahren eindrucksvoll zeigen, dass bereits eine Verminderung des Körperbestandes von Vitaminen um 20% zu einem 50%igen Rückgang der korrespondierenden Enzymfunktion führt. (Dietl/Ohlenschläger, 1994) Dieser progressive Abfall der Enzymaktivität korrespondiert klinisch mit dem Auftreten von latenten, meist unspezifischen Symptomen, die es schwer machen, das Defizit kausal festzustellen. Erst bei zunehmendem Mangel werden die Symptome schwerer und damit auch spezifischer. (siehe Abb. 1)

Wie periodisch publizierte Ernährungsberichte und ernährungsmedizinische Arbeiten übereinstimmend feststellen, sind latente Defizite an einzelnen Mikronährstoffen in allen Bevölkerungsgruppen weit verbreitet. Bei diesen Unterversorgungen handelt es sich um jene Stufen von Mangelstadien, die gemäß Brubacher klinisch und labordiagnostisch noch schwer identifizierbar sind. (Abb. 1) Dennoch aber führen diese sublatenten Defizite bereits zu Stoffwechseleinschränkungen, wenn auch unspezifisch und schwer zuordenbar. Das Magnesium ist zwar eher niedrig, aber noch in der Norm, das Cholesterin grenzwertig über der Norm, der Nüchtern-Blutzucker und die Harnsäure leicht erhöht, um nur einige Beispiele aus der Praxis anzuführen. Praxiserfahrungen, die jede Ärztin, jeder Therapeut Tag für Tag wahrnehmen.

ÜBERBRÜCKUNG DER „WATCHFUL-WAITING-PHASE“

Zwischen der initialen Befunderhebung und der durch weiterführende Untersuchungen (wie Laboruntersuchungen, HRV-Messungen, Stuhlanalysen, etc..) objektivierbaren, genaueren Diagnose-

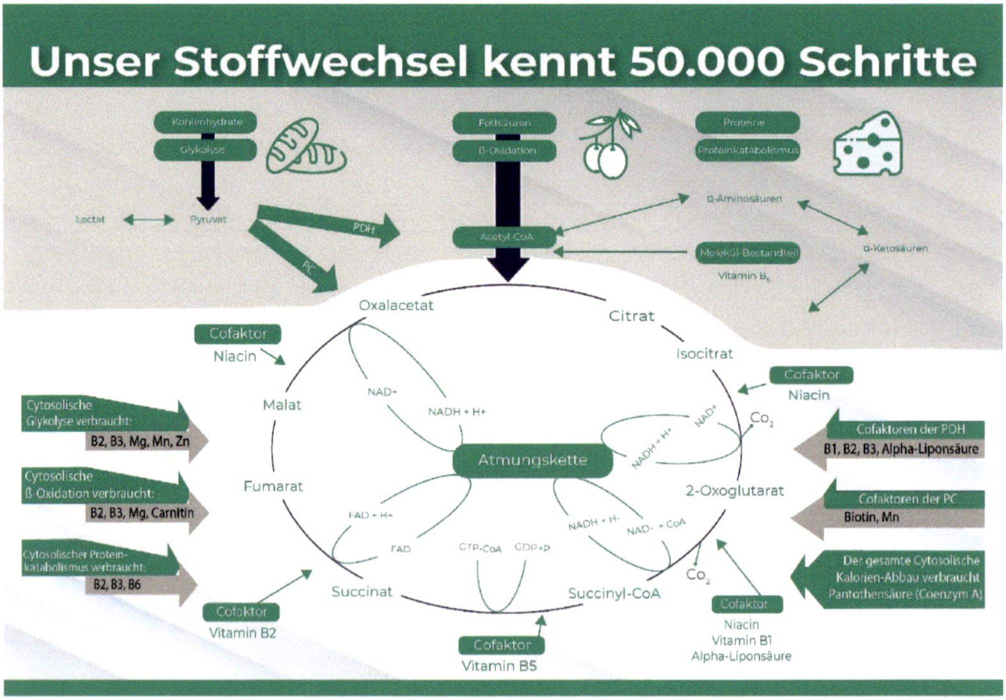

Abb. 2: Die Energiegewinnung aus Kohlenhydraten, Fetten (und Proteinen) mit den entsprechenden Ko-Faktoren. Ein Beispiel für die biochemische Komplexität des menschlichen Stoffwechsels. (modifiziert nach Karlson P. 1994)

stellung, vergeht meistens eine gewisse Latenzzeit. In dieser Zeit macht es wenig Sinn, spezifische Nährstofftherapie zu betreiben, denn wenn man den Mangel noch nicht kennt, gleicht eine Monotherapie einem „therapeutischen Tausendguldenschuss". Also nichts unternehmen und abwarten – in der Medizin auch als „watchful waiting" bezeichnet? Nein, man kann und sollte auch diese Zeit therapeutisch nutzen. Es bietet sich hier an, eine unspezifische „Breitbandsubstitution" durchzuführen. Gemeint sind hierbei keine spezifischen Hochdosispräparate, sondern moderat dosierte Multivitamine, die eine ausgeglichene Basisversorgung des Organismus mit gewissen Nährstoffen gewährleistet, die erfahrungsgemäß (Österreichischer Ernährungsbericht 2017) in weiten Teilen der Bevölkerung mangelhaft sind. Der Sinn dahinter besteht darin, bereits zu Beginn der Therapie nutriologische „Löcher zu stopfen" und das sprichwörtliche Fundament unter eine anschließende erfolgreiche, weiterführende Milieutherapie zu legen. Die Lückenlosigkeit des Basispräparates ist dabei von entscheidender Bedeutung. Sie zielt darauf ab, sämtliche, auch diagnostisch schwer fassbare, latente Mikronährstoff-Defizite physiologisch auszugleichen. Die moderate Dosierung garantiert einerseits den Ausgleich nicht erkennbarer Nährstofflücken, schließt zugleich aber Nebenwirkungen oder Antagonismen auf allen Ebenen aus. Mit dem Wissen um die Komplexität des Stoffwechsels aus nutriologisch-biochemischer Sicht und um die Abhängigkeit der Enzymaktivität von der ausreichenden Versorgung mit Mikronährstoffen als jeweilige Ko-Faktoren (siehe Abb. 1) kann nur diese strukturierte und reproduzierbare Vorgehensweise dem Anspruch einer umfassenden und nachhaltig wirksamen nutriologischen Therapie gerecht werden. Sie hat sich auch in der Praxis bestens bewährt.

BIOCHEMISCHE KONFORMITÄT – UNSER STOFFWECHSEL KENNT 50.000 REAKTIONEN

Die meisten dieser Reaktionen sind enzymatisch gesteuert. Enzyme sind biochemische Katalysatoren, die einen bestimmten Stoff (Substrat) in einen anderen Stoff umwandeln. Das ist bekannt. Enzyme brauchen aber auch Ko-Enzyme, oder Ko-Faktoren, die es aktivieren und somit die Reaktion erst in Gang setzen. Diese Ko-Faktoren sind die sogenannten Mikronährstoffe – Vitamine, Spurenelemente, Mineralien, Nutriceuticals. Als ein Beispiel sei hier in

Abb. 2 der Abbau der Makronährstoffe - Glykolyse, Beta-Oxidation und Proteinkatabolismus - sowie deren Umwandlung im Citrat-Zyklus und der Atmungskette der Mitochondrien in zellulär verfügbare Energie, dargestellt. Allein für diese basalen biochemischen Prozesse wird eine beträchtliche Menge an Ko-Faktoren gebraucht bzw. verbraucht. Die Frage nach der Sinnhaftigkeit von orthomolekularen Mono- oder Oligotherapien, vor allem in der Anfangsphase, sollte sich spätestens jetzt erübrigt haben.

DER MILIEU-BEGRIFF

DAS MILIEU ALS ÜBERGEORDNETES REGELSYSTEM

Bereits 1895 bestätigte der große Wegbereiter der Mikrobiologie, Louis Pasteur (1822-1895), an seinem Sterbebett den berühmten Ausspruch: „Die Mikrobe ist nichts, das Milieu ist alles" und bezog sich dabei auf die Forschungsarbeit seiner großen wissenschaftlichen Rivalen Antoine Béchamp (1816-1908) und Claude Bernard (1813-1878). Diese hatten sich der Milieuforschung verschrieben und dem Einfluss von Milieuregulation auf die damals schon ihrerseits postulierte Symbiose von humanen und mikrobiotischen Organismen.

Auch wenn sich Pasteur schlussendlich durchsetzen konnte und dadurch Hygiene und Medizin völlig neue Dimensionen eröffnete, ließ die Wissenschaft Bèchamps Theorien nie außer Acht. Regulationsforscher und Histologen, allen voran der Oberösterreicher Alfred Pischinger (1899-1983), verfolgten ähnliche Denkansätze und konnten diese auch auf mikroskopischer Ebene darstellen.

Der Medizin-Nobelpreisträger Otto von Warburg (1883-1970) ging einen Schritt weiter und untersuchte Milieuveränderungen bei Krebskranken. Er legte damit den Grundstein für ernährungsmedizinische Ansatzpunkte bis herauf in die heutige Zeit, die von ernährungsmedizinischen Pionieren wie Bodo Kuklinski, Norbert Fuchs oder Hartmut Heine weiterverfolgt wurden.

Auch das intrazelluläre Milieu erschloss sich durch den wissenschaftlichen Fortschritt der Zellbiologie und vor allem der Biochemie. Präzisere Analysetechniken ermöglichten das grundsätzliche Verständnis der Funktionsweise unserer Zellorganellen, allen voran der Mitochondrien, die dem modernen Ernährungs- und Ganzheitsmediziner als zentraler Angelpunkt für erfolgreiche Therapie chronischer Erkrankungen dienen. Daraus ergaben sich überlappende Erkenntnisse mit der Altersforschung und Präventionsmedizin, wo herausragende Wissenschaftler wie Johannes C. Huber, Bruce Ames oder Valter Longo Grundsteine für einen der spannendsten neuen Forschungszweige – die Epigenetik – legten.

WO BLEIBT DER MENSCH? DAS PROBLEM DER HOCH-SPEZIALISIERTEN MEDIZIN

Diagnose und Therapie der westlichen Gesundheitssysteme fokussieren sich zunehmend auf Organe und Organsysteme. Korrespondierend zu den permanent wachsenden Erkenntnissen entwickelten sich organorientierte Fachdisziplinen, etwa jene der Kardiologie, der Neurologie, der Pulmologie, der Nephrologie oder der Dermatologie, um nur einige wenige anzuführen. Auch das therapeutische Angebot trägt dieser Entwicklung Rechnung: Beta-Blocker, ACE-Hemmer, SNRIs, Beta-2-Mimetika, Diuretika und Corticoide stellen das pharmakologisch-therapeutische Instrumentarium für die einzelnen Fachdisziplinen bereit. Diese Tendenzen mögen aus pharmakologischer Sicht berechtigt sein, zielt doch die pharmazeutische Forschung darauf ab, den Stoffwechsel Organ- und Funktions-spezifisch zu beeinflussen.

Aus (patho)physiologischer Sicht jedoch gerät ob dieser organorientierten Fixation ein wesentlicher Faktor in den Hintergrund: der Mensch. Man muss kein ideologischer Vertreter der ayurvedischen Medizin, der TCM oder verwandter Heilkulturen sein, um die physische und psychische Existenz des Menschen in ihrer interdependenten Gesamtheit wahrzunehmen. Auch wenn die Körper-Geist-Seele-Dimension im europäischen medizinischen Alltag von eher untergeordneter Bedeutung ist, existiert sie dennoch.

NICHT DER EINZELNE METABOLIT, SONDERN DAS MILIEU GIBT DIE SPIELREGELN VOR

Das kybernetische Zusammenspiel der Zellkompartimente und Organsysteme auf physiologischer, biochemischer und biophysikalischer Ebene lässt sich nicht auf einzelne Organe beschränken. Es folgt funktionell metabolisch übergeordneten Regelkreisen. Man könnte diese Regelkreise kollektiv als „Milieus“ bezeichnen. Diese Milieus sind in Ihrer Spezifikation und Funktionsweise, ja sogar in ihrer Lokalisation, äußerst heterogen. Manche sitzen im Inneren der Zellen (das mitochondriale, das epigenetische und das Redox-Milieu), manche betreffen bestimmte Organsysteme (das vegetative und das mikrobiotische Milieu), manche lassen sich überhaupt nicht genau lokalisieren (etwa das Säuren/Basen- und das Elektrolyt-Milieu). Eines ist jedoch all diesen Regelkreisen gemein: Sie steuern und regulieren den physiologischen Stoffwechsel auf einer „hierarchisch höheren Ebene“. Sie geben, ähnlich der Schiedsrichterin eines Fußballspiels, die Regeln vor und achten darauf, dass diese auch eingehalten werden. Entgleist diese von der Natur vorgegebene, physiologische Konvention, geraten auch die physiologischen „Spielregeln“ auf einer bestimmten Milieu-Ebene außer Kontrolle. In diesem Falle macht es keinen (therapeutischen) Sinn, einzelne Mitspieler zur Verantwortung zu ziehen, also in isolierte Stoffwechselprozesse einzugreifen. In solchen Situationen steht die Korrektur des gekippten Milieus im Vordergrund, das Drücken der regulatorischen RESET-Taste, bevor man isolierte metabolische Prozesse selektiv anvisiert.

Die Optimierung des jeweiligen dysfunktionalen Milieus ist der Schlüssel zur Salutogenese, also zur Gesundwerdung eines (mehr oder weniger latent) kompromittierten Organismus. Wie ein Instrument erst klingt, wenn es richtig gestimmt wurde, so kann der Körper nur funktionieren, wenn sämtliche Milieus bedarfsadäquat versorgt sind.

NÄHRSTOFFE SIND „HAND-IN-HAND-WERKER“ UND ENZYMINDUKTOREN

Das Phänomen der primär pharmakologischen Sichtweise ist nicht auf die klassische Pharmako-Therapie beschränkt. Auch die meisten ernährungsmedizinischen Ansätze klassifizieren Mikronährstoffe eher als eine Art „Pharmaka-Ersatz“, anstatt ihren primär physiologischen Charakter wahrzunehmen. Die Milieus ernährungsmedizinisch optimal zu bedienen, erfordert, wie gesagt, eine komplexe Herangehensweise mit profunder Kenntnis der biochemischen Zusammenhänge der einzelnen Regelkreise. Eine erfolgreiche Therapie auch mit Mikronährstoffen kann dabei oft an einer zu ausgeprägten Detailverliebtheit bei fehlendem biochemischen Überblick, aber auch an einer zu pharmakologisch orientierten Herangehensweise scheitern. Denn einfach Serumparameter einzelner Nährstoffe zu messen und diese dann als Monosubstanzen zu substituieren, ist nur bedingt wirksam. Nährstoffe sind nämlich keine Pharmaka und funktionieren nicht nach dem Schlüssel-Loch-Prinzip. Vielmehr sind Nährstoffe Teamplayer, oder „Hand-in-Hand-Werker“, die mehrere Aufgaben gleichzeitig erfüllen können, jedoch nur in den seltensten Fällen allein ein Problem lösen können. Zumeist kann ein Therapieerfolg nur durch lückenlose Komplex-Supplementation offensichtlich oder latent defizitärer Nährstoffe erreicht werden. Deshalb sind die Outcomes in der EBM bei Multivitaminstudien generell besser als bei Monosubstitutionsstudien, was jedoch auf Kosten der klaren Evidenz für die einzelnen Mikronährstoffe geht.

Enzyme brauchen diese Nährstoffe als Ko-Enzyme und Ko-Faktoren, sie steigern dadurch ihre Aktivität. Das heißt, die Wirkungsweise der Nährstoffe liegt meist in der Induktion abhängiger Enzyme begründet. Ein besonders griffiges Beispiel bieten die Desaturasen und Elongasen im Stoffwechsel der essentiellen Fettsäuren. Hier wird in der einschlägigen Literatur die Inaktivität der genannten Enzyme als Grund für die niedrige Konversionsrate von 0-5% von Alpha-Linolensäure (als pflanzliche Omega-3-Quelle)in die höherwertigen Omega-3-Säuren EPA und DHA genannt. (Brenna et al. 2009) Diese niedrige Rate trifft zwar im Falle des (latent unterversorgten) Durchschnittbürgers zu, kann aber durch gezieltes „Füttern" der Desaturasen und Elongasen mit den Ko-Faktoren Pyridoxin, Zink, Magnesium und Vitamin C – also therapeutisch gesteuerter Enzyminduktion - um mehr als das 10-Fache gesteigert werden! (Rösler et al, 2020)(Abb. 3)

Auch können die Zusammenhänge, die schlussendlich zu einem Symptom führen, komplexer Natur sein. So kann eine eingeschränkte Leistungsfähigkeit in einem simplen Eisenmangel begründet sein. Selbst in solchen Fällen leiden Patienten nur selten allein an einer verminderten Eisen-Versorgung, sondern häufig an einer Verwertungsstörung, der zahlreiche weitere Mikronährstoff-Defizite zugrunde liegen. Oder aber leidet der Patient an einer Mitochondrienstörung wegen latenter B-Vitamin-, Q10- und L-Carnitin-Defizite, weil er seit 3 Jahren vegan lebt? Oder an einer adrenalen Fatigue aufgrund andauernden Hypercortisolismus eines Fulltime Gastronomen oder Top-Managers? Während der erste Patient vorrangig Eisen (und seine metabolischen „Verwertungshelfer") braucht, benötigt der zweite Patient eine lückenlose Abdeckung des mitochondrialen Stoffwechsels. Und der Fulltime Gastronom bräuchte Urlaub und Unterstützung seines Parasympathicus (Magnesium, Cholin, Zink, B-Vitamine, Taurin, Vitamin D3).

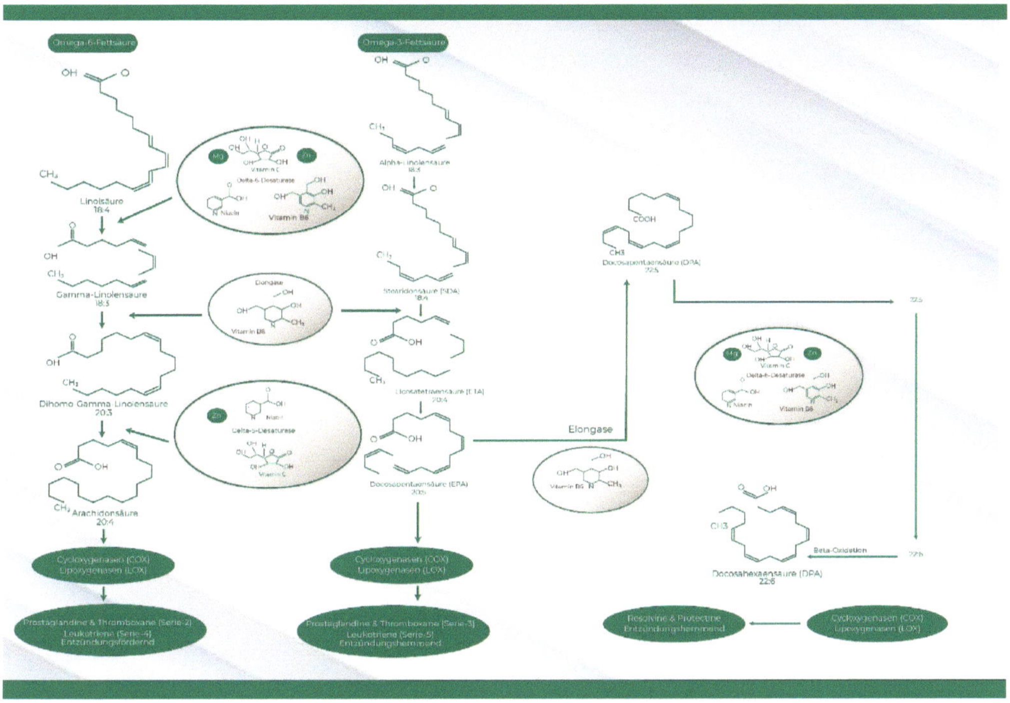

Abb. 3: Der Stoffwechsel der essentiellen Fettsäuren und ihr Einfluss auf pro- und antiinflammatorische Prozesse. Die Optimierung der Konversionsrate kann durch Substitution der Ko-Faktoren der Delta-6-Desaturase mittels Enzyminduktion erreicht werden. (Rösler et al, 2020)

Wie aber weiß man als Therapeut, wo man den Hebel ansetzen muss? Welche Laborparameter ans Ziel führen? Und wie man sie am besten korrigiert? Dieses Buch soll Ihnen wie ein Wegweiser die Anleitung geben, um biochemie-konform, erfolgreich, messbar und reproduzierbar zu therapieren.

Der Begriff „Milieu" ist in diesem Kontext sehr treffend, aber zugleich sehr abstrakt. Störungen im jeweiligen Milieu führen jedoch zu charakteristischen Symptomen und Erkrankungen, die man mehr oder weniger häufig in der täglichen Praxis antreffen kann. Man findet manchmal Überschneidungen einzelner Symptome, aber die Orientierung anhand der Milieus kann im ernährungsmedizinischen Setting sehr hilfreich sein.

Exakte Anamnese ist unbestritten der Wegweiser zu einer zielführenden Labordiagnostik. Labordiagnostik wiederum der Goldstandard zur Objektivierung und zum Monitoring des Therapieerfolgs. Wenn man so will, ist der Laborbefund vergleichbar mit einer Taschenlampe in einem dunklen Raum und die Anamnese zeigt die Richtung an, in die man leuchten soll, um am Ende des Tages das zu sehen, was therapeutisch weiterhilft.

Ein strukturiertes Arbeiten nach dem Prinzip „Anamnese erheben – einschätzen – messen – kontrollieren" hilft hier sehr. Eine strukturierte ernährungsmedizinische Anamnese sollte folgende Punkte beinhalten:

- Allergien und Unverträglichkeiten
- Vorerkrankungen und Operationen
- Dauermedikation
- Beruf (Arbeitszeit, sitzend, stehend, MET)
- BMI
- Wochennettotrainingszeit (WNTZ), welcher Sport?
- Ernährungsgewohnheiten
    - Regelmäßigkeit
    - Bio? Selbst gekocht?
    - Spezielle Ernährungsform (Vegetarisch, Vegan, lowCarb, highCarb, lowFat, Paleo, Carnivore, Frutarismus, Ketogen, ...)
    - Flüssigkeitszufuhr
    - Konsum von einfachen oder komplexen Kohlenhydraten
    - Konsum von gesättigten und ungesättigten Fettsäuren
    - Konsum von tierischem und pflanzlichem Protein
    - Konsum von Milchprodukten
    - Konsum von Ballaststoffen (v. a. Gemüse und Salate)
    - Konsum von Obst
    - Konsum von Süßigkeiten oder Feingebäck
    - Konsum von Limonaden, Säften

Eine exakte Anamnese erlaubt, je nach medizinischer Erfahrung, eine erste ernährungsmedizinische Orientierung. Die weitere diagnostische Eingrenzung ergibt sich aus den darüber hinaus geäußerten Symptomen und daraus abgeleiteten Laborbefunden.

Die Nutriologische Milieu-Therapie zielt darauf ab, entgleiste Milieus zu korrigieren und die physiologische Balance wiederherzustellen.

Auf diese Weise werden grundlegende Stoffwechselfunktionen auf übergeordneter Ebene korrigiert, ohne direkt auf sie einzugreifen. Erst die Korrektur des „Milieus“ schafft optimale Voraussetzungen, spezifische Fehlfunktionen zu korrigieren.

I. DAS SÄUREN-BASEN-ELYT MILIEU – DIE KÖRPEREIGENE KLÄRANLAGE

Der oft missverständlich und manchmal - speziell in der Trivialliteratur - inflationär und medizinisch inkorrekt gebrauchte Begriff der „Übersäuerung“ widerspiegelt ein oftmals übersehenes Potential der salutogenetisch orientierten Medizin. Denn kein Thema trifft den Milieubegriff derart exakt, wie der Säuren-Basen-Haushalt (SBH). Gleich vorweg zur Begriffsklärung: Die hier besprochenen Inhalte beziehen sich nicht auf intensivmedizinisch besetzte Begriffe in Bezug auf die Blutgasanalyse, sondern vielmehr auf Prozesse, die metabolisch bedingt sind und sich dementsprechend mehr interstitiell als zellulär oder humoral auswirken. Denn die zellulären und humoralen Regulationsmechanismen verhindern (in gesunden Organismen) ja ohnehin lebensbedrohliche Schwankungen.

Es handelt sich vielmehr um Zustände der temporären Überlas-

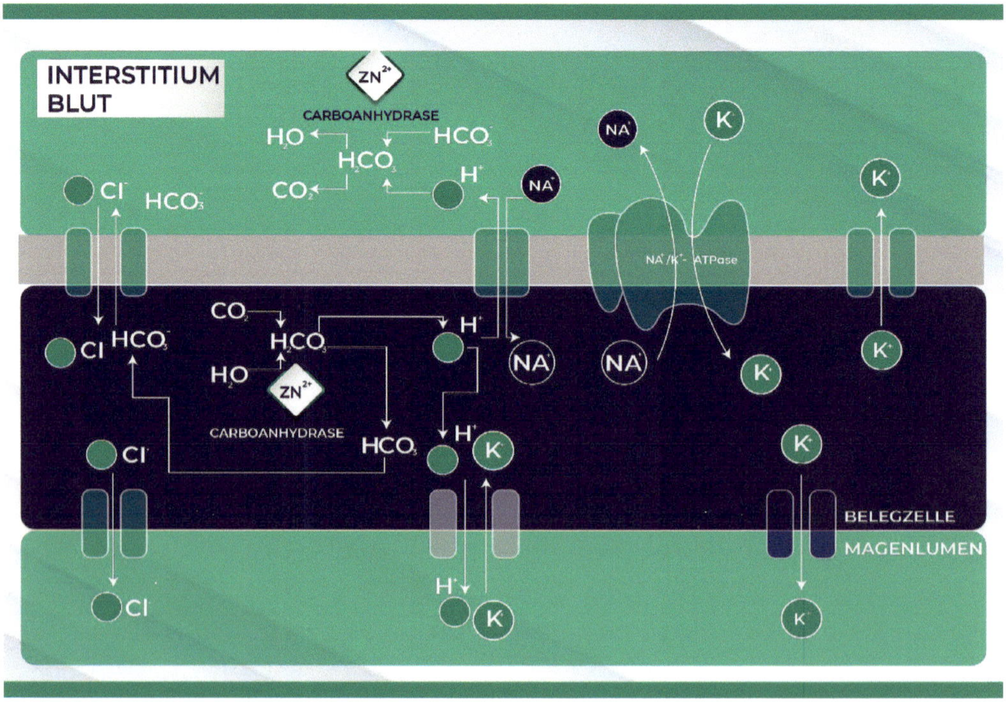

Abb. 4: Der Carboanhydrase-Stoffwechsel. Ein endogener Regulationsmechanismus des Säuren-Basen-Haushaltes

tung zellulärer Puffersysteme aufgrund alimentär, metabolisch oder toxisch bedingter Inkongruenzen. Hierbei fungiert vor allem das lockere Bindegewebe, genauer gesagt die darin vorkommenden Hydroxylgruppen der Proteoglykane, als „Zwischenlager" für zelluläre Stoffwechselsäuren wie Laktat, Oxoglutarat, Pyruvat, oder Fumarat. Basische Hydroxylgruppen können diese sauren Metabolite temporär „übernehmen" und bei entsprechender Kapazität der Puffersysteme wieder abgeben(vgl. Fuchs, 2010). Eine jahrelange Überladung des Organismus mit alimentärem Protein (also durchschnittliche Tageszufuhr von >1 g/kg KG) kann dazu führen, dass der Anteil von OH-Gruppen im Bindegewebe zugunsten von Aminogruppen (NH-Gruppen) abnimmt. Diese sind aufgrund ihrer starken Bindung nicht Protonen-affin und somit kein adäquater Zwischenspeicher (Wendt, 1987). Frei im Bindegewebe flottierende H^+-Ionen sind jedoch ursächlich an einem dysfunktionalen Stoffaustausch auf zellulärer Ebene beteiligt, was nicht nur Mikronährstoffe, sondern vor allem Hormone, second messenger und nicht zuletzt Pharmaka betrifft. Deshalb sind Korrekturen im Bereich des SBH auch so wirksam bei Zuständen der Regulationsstarre und Therapierefrakterität und hier verständlicherweise eine interessante zusätzliche Therapieoption für Neuraltherapeuten, Homotoxikologen, Faszienmediziner, Sportmediziner und Vertreter der Psychoneuroimmunologie. (vgl. Perger, 1990, Pischinger 1990)

ERNÄHRUNG – WOHER KOMMEN DIE SÄUREN?

Eine Frage, die vordergründig leicht beantwortbar scheint, besteht unser täglicher Speiseplan doch aus Eiweiß, also AminoSÄUREN, Fetten (FettSÄUREN) und nicht zuletzt aus Kohlenhydraten, von denen man weiß, dass vor allem Monosaccharide bei ungenügender oxidativer Metabolisierung in Laktat, also MilchSÄURE, umgewandelt werden. Demgegenüber stehen basische Nahrungsmittel, wie die meisten Mineralwässer und pflanzenbasierten Nahrungsmittel. Hier pauschal einen veganen Lebensstil zu fordern, wäre jedoch zu oberflächlich, sind doch Chips und Pommes frites auch als vegane Lebensmittel eingestuft, jedoch metabolisch eindeutig starke Säurebildner. Aber pflanzenbasierte Grundnahrungsmittel sind im Hinblick auf den SBH unbestritten zu favorisieren.

Ein weiterer Faktor, der weiter oben schon angesprochen wurde, ist ein hoher Eiweißanteil in der täglichen Diät. Eiweiß hat zugegebenermaßen einige Vorteile als Makronährstoff: Es ist der beste Sattmacher, es ist unerlässlich für ein gut funktionierendes Immunsystem, wichtig für den Hormonhaushalt und zur Regeneration von Muskel- und Bindegewebe. Auch kann man gut zwischen pro- und antiinflammatorisch wirksamen Aminosäuren unterscheiden, was vor allem Rheumatikern und chronischen Schmerzpatienten zum Vorteil gereichen kann. Doch eine Überladung des Organismus mit Eiweiß führt, laut den Ausführungen von Lothar Wendt, zu chronischen Störungen unter anderem der Pufferkapazität des Bindegewebes, durch „Speicherung" in Form von NH-Gruppen. (Wendt, 1987) Diese Kompaktierung, sichtbar als Cellulite und spürbar als Faszienverklebungen, ist also nicht nur diagnostisch, sondern auch therapeutisch von Interesse.

PATHOPHYSIOLOGISCHE KORRELATE EINER AZIDOTISCHEN ENTGLEISUNG

Neben alimentären Faktoren seien hier in erster Linie pharmakologische Nebenwirkungen genannt.

Die einseitige (nämlich lumenseitige) Sichtweise auf *Protonenpumpenhemmer* ist hierfür ein sehr gutes Beispiel. Auf der einen (Lumen-)Seite führt die Protonenpumpenblockade der Belegzelle zwar zum Rückgang der HCl-Sekretion, man vergisst jedoch nur allzu gerne, dass gleichzeitig auch gewebeseitig eine der größten Bicarbonatquellen des Körpers gehemmt wird. Man rufe sich in diesem Zusammenhang die durch die Carboanhydrase katalysierte Pufferreaktion (siehe Abb. 4)

$$H^+ + HCO_3^- \Leftrightarrow H_2CO_3 \Leftrightarrow H_2O + CO_2$$

in Erinnerung. Um der Stöchiometrie Genüge zu tun, verliert man klarerweise durch Blockade eines H^+ auch ein HCO_3^-, was vor allem alkalophile Organe wie die Leber oder das Pankreas wenig schätzen. (vgl. Fuchs, 2010)

Um im Zellstoffwechsel anfallende saure Metaboliten wie Laktat, Fumarat oder Oxalacetat adäquat zu metabolisieren, braucht man als Ko-Faktoren der beteiligten Enzyme (v.a. Acetyltransferasen) vor allem Vitamine des B-Komplexes wie Niacin, Riboflavin, Biotin und

Pantothensäure. Diese werden durch manche Toxine bzw. Pharmaka vermehrt verbraucht oder schneller eliminiert und daher einer Mangelsituation zugeführt. Hierbei sind *Alkohol, Analgetika, PPIs, Antiepileptika, ACE-Hemmer, Cortikosteroide, Diuretika, Statine, SSRIs* und *orale Kontrazeptiva* besonders problematisch. (Gröber, 2007, Fuchs 2020)

Nicht unerwähnt bleiben sollte auch der übermäßige Gebrauch von Laxanzien, welche zu einem wasting von basischen Elektrolyten wir Kalium und Magnesium führen, das in den seltensten Fällen ausreichend substituiert wird. (Gröber, 2007)

Korrespondierende Parameter

1) **Symptome** (Vgl. Rauch, 1990)

- Foetor ex ore
- Zungenbelag, vor allem morgens
- Brüchige, fleckige Nägel
- Fahles Hautkolorit
- Augenringe
- Verringerte Knochendichte

2) Indikationen

- Rheumatischer Formenkreis
- Osteoporose
- Arrhythmien/strukturelle Herzerkrankungen
- Leber- und Pancreaserkrankungen
- Polypragmasie (v.a. PPI, Laxantien, ACE-Hemmer,..) → ab Medis > 6 große Gefahr von Neben- u. Wechselwirkungen!
- Tumorerkrankungen
- Sport (Laktazide Belastungen)
- Therapieresistenz oder –starre
- Sklerodermie
- Sarkoidose
- Fibromyalgie
- Hyperacidität/ Gastritis
- Cellulite / fasziale Verklebungen

3) Laborwerte

Hier geht es nicht darum, invasiv arterielle Blutgasanalysen durchzuführen, da hier der praktische Arzt an seine logistischen Grenzen stößt. Vielmehr gilt es, Stoffwechselsituationen abzubilden, die auf (latente) Überforderung der zellulären Puffersysteme hinweisen. Deshalb sind hier metabolische, enzymatische, aber auch quantitative und organische Parameter angeführt.

• LDH	(altersabhängiger Wert, Serum)
• Säure-Basen-Test nach SANDER	(Urintest, zeigt tageszeitlichen Verlauf der Pufferkapazität)
• Erhöhte LFPs	(indirektes Zeichen, alkalophiles Organ)
• Erhöhte Amylase/Lipase	(indirektes Zeichen, alkalophiles Organ)
• Zink	(60 - 120 mcg/dl Serum)
• Hämatokrit	(> 45% vgl. Wendt, 1987)
• Kalium	(3,5 – 5,4 mmol/l)
• Magnesium	(0,65 – 1,05 mmol/l)

⇨ AUS DER TÄGLICHEN PRAXIS: EIN „GEKIPPTES BIOTOP"

Ich erinnere mich noch gut an den Spätsommertag 2016, an dem eine ganz besondere Patientin in meiner Ordination auftauchte. Ich hatte sie bereits erwartet, da ich im Vorfeld mit ihrem Vater, einem allgemeinmedizinischen Kollegen, über ihren Fall am Telefon gesprochen hatte. Was er mir da erzählte, erweckte umgehend mein größtes Interesse:

Er sagte mir wortwörtlich, dass seine geliebte Tochter in den letzten Monaten eine massive Verschlechterung ihres Typ I-Diabetes erfahren musste. Es ging sogar so weit, dass er sie vorübergehend stationär auf die Universitätsklinik für Endokrinologie einwies, da eine häusliche Pflege kaum mehr zu managen war. Das Problem waren vor allem die extremen Blutzuckerschwankungen und damit die scheinbare Unberechenbarkeit der Insulindosen, die zur Entgleisung in Form eines ketoazidotischen Komas (einem absolut lebensbedrohlichen Zustand) geführt hatte. Die Situation war nach der Entlassung in die häusliche Pflege kaum gebessert, vielmehr gesellte sich noch eine äußerst schmerzhafte Polyneuropathie der Füße (eine bekannte Begleiterkrankung bei Zuckerkranken) dazu. Das hieß in ihrem Fall, dass sämtliche Gefühlswahrnehmungen im betroffenen Gebiet als viel stärker wahrgenommen werden, als sie wirklich sind. Konkret sagte mir die Patientin, sie könne seit ein paar Wochen nicht mehr Auto fahren, da sie nicht einmal den Gegendruck des Gaspedals ertrage! Dies trotz Dauertherapie mit 4 x täglich 10 mg Oxycodon (ein Opioidschmerzmittel) und Gabapentin (einem Epilepsiemedikament, das kombiniert mit gewissen Antidepressiva gegen Nervenschmerzen wirken kann). Die Patientin nahm im Übrigen zwei Antidepressiva und ein Beruhigungsmittel (Benzodiazepin) sowie ein Schilddrüsenmedikament, dessen Dosis im steten Steigern begriffen war. Ebenso verhielt es sich mit ihrer Insulindosis, die sich – wie gesagt – kaum einstellbar präsentierte. Zusätzlich brauchte sie, um mit den Nebenwirkungen zurande zu kommen, einen Magenschutz (PPI) sowie ein Abführmittel. Das waren 9 Medikamente, teilweise in Höchstdosis, bei einer gerade einmal 33-jährigen, hübschen jungen Frau. Und das Schlimmste an der Geschichte war die Tatsache, dass sich überhaupt keine Besserung einstellte, sondern die Situation nach wie vor sehr instabil war. Dies alles trotz der Konsultation von mehreren Fachärzten aus dem Bereichen Endokrinologie und Neurologie. Ganz zu schweigen von der psychischen Situation dieser jungen Frau, die bereits vor Wochen ihre Beziehung beendet und ihr Studium vorerst auf Eis gelegt hatte.

Der Vater war beim Erstgespräch anwesend, da es der Patientin offensichtlich nicht angenehm war, zum wiederholten Male über ihre Probleme zu sprechen. Auch bemerkte ich eine gewisse Enttäuschung, als ihr Vater - ein gestandener Allgemeinmediziner - mich erstmals (übrigens als „Homöopathen“) begrüßte. Er hatte sich offensichtlich mehr erwartet, als einen damals 34-jährigen Jungspund ohne Brille und ohne Bart. Ich tat mein Bestes, um so viel Kompetenz wie nur irgend möglich auszustrahlen und versuchte, beiden klarzumachen, dass ich keineswegs Homöopath war, sondern vielmehr die Erkenntnisse der Orthomolekularmedizin, Ernährungsmedizin und Biochemie zur Heilung meiner Patienten nutzte. Jedenfalls war es möglich, eine exakte Anamnese zu erheben, dabei fielen mir ein paar Kleinigkeiten auf: Ein massiver Zungensoor, also eine pelzig weiß belegte Zunge, ein leicht saurer Mundgeruch sowie ein fahles Hautbild (wir hatten immerhin Spätsommer). Zudem waren die Augen haloniert und die Nägel fleckig und sehr brüchig. Die Menses waren seit Monaten ausständig und ihr Mb. Hashimoto war auch entgleist.

Das Labor war eher unspektakulär (MMA im Harn unauffällig, Homocystein 9,5 mcmol/l, Vitamin D3 36 ng/ml, unauffälliges Blutbild, LDH unter 200, Eisen und Ferritin im Normbereich, TSH dzt. unauffällig, Leber und Niere unauffällig). Der Vater hatte also alles richtig gemacht und sie bestmöglich durch diese gefährliche Situation manövriert. Es zeigten sich aber auch ein paar Auffälligkeiten: So hatte die Patientin zu wenig Magnesium, zu wenig Selen und zu wenig Zink und Mangan zur Verfügung (keine Seltenheit bei schweren Diabetikern). Auch war ihr Hormonstatus darniederliegend, mit einem Progesteron-Wert, der kaum messbar war.

Ein schwieriges Unterfangen. Schließlich hatten schon einige erfahrene Kollegen und Universitätsprofessoren ihr Glück vergeblich versucht. Und einfach herzugehen und die Mängel zu beheben und zu hoffen, dass sich das Gesamtbild ändert, dazu reichte meine Erfahrung aus, das würde nicht funktionieren. Der Schlüssel konnte in Wahrheit nur eine radikale Milieukorrektur sein, denn – um ein verständliches Bild zu verwenden – das BIOTOP war GEKIPPT. Die Dame litt unter einem Stoffwechselsäurenstau (der sich übrigens ja bereits einmal nachdrücklich als ketoAZIDOTISCHES Koma zu Wort gemeldet hatte). Spurenelemente stehen in engem Zusammenhang mit dem Säuren- Basen-Gleichgewicht, somit waren die Mängel als Folgeerscheinung zu werten und damit nicht der primäre therapeutische Hebel. Dieser konnte nur in einer Korrektur des Elektrolytmilieus liegen. Glücklicherweise war ihr Vater Mediziner und konnte Infusionen verabreichen, denn die Patientin wohnte knapp 200 km entfernt. Ich verschrieb ihr ein Basenpulver, das sämtliche mangelhafte Spurenelemente sowie B-Vitamine enthielt und bat ihren Vater, folgende Mikronährstoffe zu infundieren, bzw. zu spritzen:

2 x wöchentlich 20 mmol Natrium-Bicarbonat plus 30 mg Zink und 400 mg Magnesium in 500 ml Ringerlösung intravenös

1 x wöchentlich 200 mcg Selen intramuskulär

1 x wöchentlich ein B-Vitaminkomplexpräparat intramuskulär

Wir vereinbarten, nach drei Wochen zu telefonieren. Ich erwartete das Telefonat mit größter Spannung. Es verlief äußerst erfreulich. Der Kollege konnte kaum glauben, dass die Blutzuckereinstellung nunmehr problemlos funktionierte und der Allgemeinzustand fast täglich besser wurde. Er sprach bereits von Medikamentenreduktion als nächste Schritte. So blieben wir in Kontakt.

Kurz vor Weihnachten vermeldete er, dass er sämtlich Medikamente, bis auf Insulin, das Schilddrüsenmedikament und das Opioid-Schmerzmittel, abgesetzt hatte. Bei letzterem hätte er aber die Dosis von 4 x 10 mg auf 1-2 x 10 mg reduziert. Bei stetig verbessertem Allgemeinzustand. Die Infusionstherapie hatte er nach 4 Wochen beendet. Ich freute mich darüber. Was nicht so erfreulich war, war die Tatsache, dass sie immer noch diese polyneuropathischen Schmerzen verspürte und dadurch immer noch in ihrem Alltag behindert war. Ich ergänzte die orale Therapie noch um 100 mg Coenzym Q10, da sich dies im Labor auch als ungenügend gezeigt hatte und versicherte dem Vater, dass sich diese Symptome in dem Moment massiv bessern werden, wenn ihr Progesteron sich normalisierte (das würde sie am Einsetzen der Regelblutung bemerken).

So war es auch. Ende Februar meldete der Vater, sie bemerke nächtliche Hitzewallungen (ein Zeichen für hormonelle Umstellung). Ein paar Wochen später begann die Patientin zu menstruieren, von diesem Zeitpunkt an wusste ich, dass der Turnaround geschafft war. Ein Anstieg bzw. eine Normalisierung der Sexualhormone ist ein untrügliches Zeichen, dass sich der Organismus erholt hat. Nur ein gesunder Organismus will sich fortpflanzen.

Im Mai kam die Patientin persönlich zur Verlaufskontrolle, komplett verwandelt, quasi ein neuer Mensch: rosige Haut, leuchtende Augen. Und mit einem Lächeln. Sie berichtete über eine Bergwanderung von 15 km ohne nennenswerte Schmerzen, Menses „wie ein Uhrwerk“ und Haare und Nägel, die wieder gesund wuchsen. Der Diabetes hielt sich auch brav an alle Regeln, Oxycodon nahm sie nur noch vereinzelt bei Bedarf. Eine gesunde Frau. Sie wohnte wieder selbständig in der Stadt und war gewillt, das Studium im Herbst wieder aufzunehmen.

Wann immer Patienten aus ihrer Region in meine Praxis kommen, berichten sie mir, dass ihr Vater, der mich zu Beginn einen „Homöopathen“ nannte, mich nunmehr als „Endokrinologen“ weiterempfohlen hat. Und das freut mich jedes Mal sehr.

II. DAS MITOCHONDRIALE MILIEU – DER ZELLULÄRE „SUPERCHARGER“

Die Mitochondrien sind Zellorganellen, die es uns ermöglichen, einen aeroben, also einen Sauerstoff-nützenden Stoffwechsel zu generieren. Sie werden trivial auch die „Kraftwerke der Zelle“ genannt, da ihre Hauptaufgabe darin besteht, alimentär zugeführte Kalorienträger in zellulär verfügbare Energie umzuwandeln. Diese wird als Adenosintriphosphat (ATP) gespeichert und ist die Grundlage aller lebenswichtigen Vorgänge. Obwohl sie nur 1-5 mcm messen, sind sie zuhauf (bis zu 10.000 in Herz- oder Leberzellen) in jeder Körperzelle zu finden, mit nur einer Ausnahme, den Erythrozyten. Kuriosum am Rande: Mitochondrien machen ca. 50% der Herzmuskelmasse aus!

Nahrungskalorien aus Kohlenhydraten (KH) und Fettsäuren (FS) – theoretisch auch aus Proteinen (P) – werden, nach enzymatisch gesteuertem Abbau als Pyruvat (mittels Pyruvatcarboxylase) oder als Acetyl-CoA (über eine Zwischenreaktion mit der Pyruvatdehydrogenase) über die Doppelmembran ins Mitochondrium eingeschleust. Dort münden sie in den Citratzyklus ein, wo der weitere enzymatische Abbau erfolgt. Die energetische Übertragung der H^+-Ionen auf die nachgeschaltete Atmungskette erfolgt via $NADH/H^+$ und $FADH_2$. (siehe Abb. 5)

In ebendieser Atmungskette (ETC) passiert die eigentliche, kaskadische Umwandlung von kalorischer Energie in die Körperspeicherform ATP. Dabei bringt die Umwandlung von 1Mol Glucose etwa 28 Mol ATP. (Kuklinski, 2016)

Merkbox: Mitochondrien sind das Kraftwerk der Zelle. Sie funktionieren wie ein Ofen, den man mit Holz (KH) oder Öl (FS) heizen kann. Zusätzlich braucht man dazu Luft (O_2). Je besser der Ofen zieht (Citratzyklus und ETC) und je mehr Holzscheite oder Öl man in den Ofen hineinbringt (Substratutilisation), desto mehr Wärme (ATP) kann er produzieren.

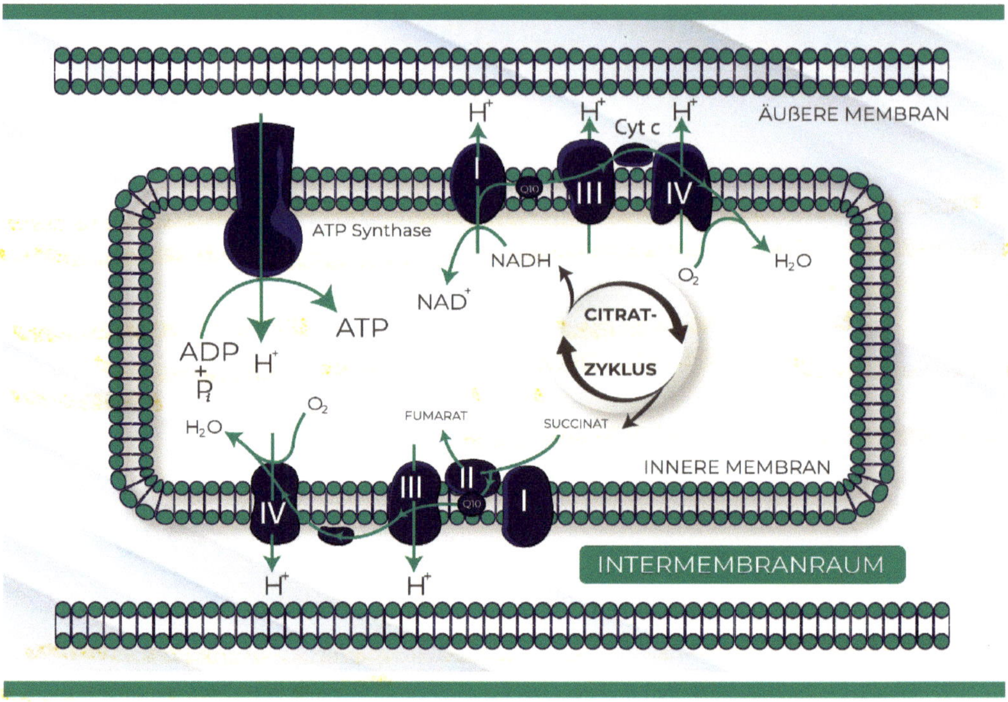

Abb. 5: Der mitochondriale Stoffwechsel im Überblick

ERNÄHRUNG – WAS MÖGEN UNSERE MITOCHONDRIEN?

Die Mitochondrien sind vergleichbar mit einem „Hybridmotor", der Fettsäuren und Kohlenhydrate (nur in Ausnahmefällen Proteine) gleichwertig verbrennen kann. Dazu ist eine Vielzahl von Mikronährstoffen als „Einschleushilfen" für Pyruvat, als Ko-Faktoren der Enzyme des Citratzyklus und der Atmungskette nötig. Zusätzlich sind Nährstoffe als Ko-Faktoren zum Aufbau bzw. zur Speicherung von ATP unerlässlich.

Man weiß aus verschiedenen Ernährungsmedizinischen Studien (Quelle: österreichischer. Ernährungsbericht 2017), dass wir Mitteleuropäer uns kohlenhydratlastig ernähren und speziell schnell bioverfügbarer Zucker – also Nahrungsmittel mit hohem glykämischen Index (GLYX) – bevorzugen. Würden diese hochkalorischen Energieträger durch entsprechend harte körperliche Arbeit verbraucht, gäbe es deutlich weniger zur Chronifizierung neigende Krankheitsbilder. Aber ein durchschnittliches Aktivitätslevel von 5300 Schritten pro Tag in Mitteleuropa (Althoff et al., Nature 2017) spiegelt sich dementsprechend in den Krankheitsstatistiken wider.

Es gibt spezielle Ernährungsformen, wie *LowCarb*, *LOGI*, oder *Ketogene Diäten*, die sich bei Störungen im mitochondrialen Stoffwechsel als wirksam erwiesen haben (Kuklinski 2016). Der therapeutische Erfolg begründet sich hauptsächlich darin, dass durch Kohlenhydratrestriktion ein intrazellulärer Pyruvat- und in weiterer Folge Laktatstau abgebaut werden kann, der essentielle Stoffwechselprozesse negativ beeinflusst.

Neuere, vor allem der Langlebigkeitsforschung geschuldete Daten, propagieren die generelle Kalorienrestriktion, Caloric Undereating, als integralen Faktor der mitochondrialen Biogenese (Martin-Montalvo, 2013). Die Königsdisziplin in diesem Zusammenhang ist das inzwischen sehr populäre Intervallfasten, das über mittlerweile sehr gut erforschte zelluläre pathways wie Sirt1-5 und PPAR1-alpha mitochondriale Funktionen verbessert und sogar Defekte reversibel macht (Schlicker et al. 2008, Aquilano et al. 2010).

Bei prolongierten oder therapieresistenten, schweren Störungen kann es jedoch auch sinnvoll sein, eine fett- und polysaccharidreiche Mahlzeit sehr spät einzunehmen. Dieses „Spätstück" verhindert einen hypoglykämisch bedingten ATP-Abfall. (Kuklinski 2016)

PATHOPHYSIOLOGISCHE KORRELATE

Neben den sehr seltenen angeborenen, primären Mitochondriopathien, die oft nicht mit dem Leben vereinbar sind, gibt es häufig sekundäre mitochondriale Störungen. Diese sind alimentär, traumatisch oder multifaktoriell bedingt und manifestieren sich zuerst in den Organsystemen, die den höchsten ATP-Verbrauch aufweisen (ZNS, Herz- und Skelettmuskulatur). Die Symptome sind dabei initial unspezifisch und reichen von Konzentrationsstörungen, über eingeschränkte muskuläre Leistungsfähigkeit bis hin zu labilen Blutdruckschwankungen. Das zelluläre ATP-Defizit erfordert dabei Gegenregulationen, die entweder durch häufige (meist kohlenhydratreiche) Zwischenmahlzeiten und in weiterer Folge durch sogenanntes „ATP-Recycling", genau gesagt die Adenylatkinase Reaktion, erreicht werden. (siehe Abb. 6)

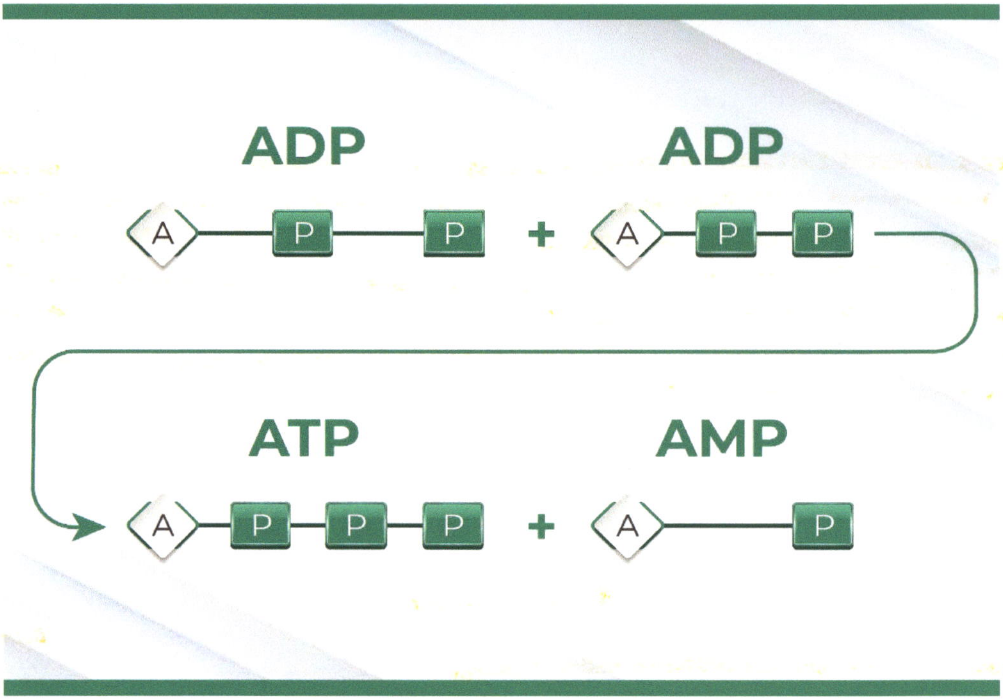

Abb. 6: ATP-Recycling – die Adenylat Kinase Reaktion

Während die häufigen Zwischenmahlzeiten zur erschwerenden Insulinresistenz führen und häufiges postprandiales „Fresskoma" hervorrufen, resultiert das ATP Recycling in (labordiagnostisch) messbaren Symptomen (Harnsäure steigt, Diastolischer RR steigt, Rigidität der Skelettmuskulatur), während die Zelle zusehends an ATP und damit korrespondierender Speicherkapazität verarmt. Zum genaueren Verständnis der molekularen (Patho-)Mechanismen sei verwiesen auf die Literatur von Bodo Kuklinski, Bruce Ames oder Lee Know. (Kuklinski, 2016, Ames 2006, Know 2018)

In diesem Zusammenhang erwähnenswert ist zudem, dass Patienten mit Mitochondriopathien, oder mitochondrialen Dysfunktionen meist schon polymediziert sind, wenn man sie als Ernährungsmediziner kennenlernt. Dabei gibt es Medikamente, die mitochondriale Dysfunktionen durch Depletion und/oder Blockierung der Aufnahme essentieller Nährstoffe begünstigen. Cholesterinsenker wie Statine und Fibrate gehören zu den meistverkauften Arzneimitteln weltweit (Vgl. FAZ, 21.7.2003) und blockieren nachweislich B12 und

Folsäure sowie Ubichinon und Vitamin D3. (vgl. Gröber, 2017) Vor allem die Vitamine des B-Komplexes und Ubichinon sind für eine adäquate Mitochondrienfunktion unerlässlich. Ähnliches gilt für ACE-Hemmer (Q10, Zink, B_6), und Protonenpumpenhemmer (B_6, B_{12} und Folsäure) sowie für einige andere Substanzklassen. (vgl. Gröber, 2007)

Korrespondierende Parameter

1) **Symptome** (vgl. Kuklinski 2006, 2006, 2016)

- Körperliche und geistige Ermüdbarkeit
- Postprandiales imperatives Schlafbedürfnis nach hochkalorischen Speisen
- Nächtliches Erwachen 6-8h nach der letzten Mahlzeit mit vegetativen sympathotonen Symptomen (Herzklopfen, Schweiß, hoher Puls, ..)
- Auffällig schlechte C2-Toleranz
- Schmerzen im Bereich der Fingergelenke
- Gastroösophagealer Reflux
- Muskuläre Leistungsschwäche

2) **Indikationen**

- Neurodegenerative Erkrankungen
- Herzinsuffizienz / Extrasystolie /Hypertonie
- Diabetes
- GERD
- Fibromyalgie / CFS / Burnout
- Tumorerkrankungen
- MAD
- Depression
- Migräne
- Epilepsie
- Restless-Legs-Syndrome

Korrespondierende Laborwerte

- Homocystein (geschlechts- und altersabhängig, Serum)
- Oxidiertes LDL (< 235 ng/ml Serum)
- Superoxiddismutase (160 - 240 U/ml EDTA)
- Folsäure (4,6 - 34,8 ng/ml Serum)
- Holotranscobalamin (35 - 171 pmol/l Serum)
- 4-Hydroxynonenal (< 30 mcmol/l EDTA)
- Citrullin (< 2,9 mg/g Creatinin, Harn)
- Methylmalonsäure (< 1,6 mg/g Creatinin, Harn)
- Ubiquinon (1 - 2,5 mcg/ml Serum)
- Magnesium (0,65 – 1,05 mmol/l)

⇨ AUS DER TÄGLICHEN PRAXIS : CHEMO OHNE KRANKENSTAND

Ich kannte den Mann schon jahrelang. Aber als er im Sommer 2016 erstmals bei mir als Patient vorbeikam, hatte sich sein Leben kürzlich schlagartig geändert. Eine Krebserkrankung hatte seinen Alltag und sein Leben erschüttert und mit neuen Vorzeichen versehen. Prostatakarzinom mit Metastasen in den Hüft- und Oberschenkelknochen. Zusätzlich waren ein paar Lymphknoten in der Region befallen. Die Situation war noch relativ frisch, gerade einmal 5 Wochen waren seit der Erstdiagnose vergangen. Was mich an diesem Patienten erstaunte, war sein rationaler Zugang zu dem Problem. Er wollte sich bestmöglich auf die bevorstehende Chemotherapie vorbereiten und war dabei bewundernswert lösungsorientiert und sachlich.

Perfekte Voraussetzungen für eine erfolgreiche Zusammenarbeit. Einer meiner medizinischen Lehrer formulierte einmal den einprägsamen Satz: „Auf eine Chemotherapie muss man sich vorbereiten wie auf olympische Spiele!!“ Dieser Aussage kann ich sehr viel abgewinnen. Sie betont die Wichtigkeit der Proaktivität, auch um sich die Selbstwirksamkeit zu erhalten und gerade bei einer so schweren Erkrankung nach Möglichkeit am Steuer zu sitzen und nicht nur Passagier zu sein. Viele Patienten fallen nach einer solch schweren Diagnose in eine Art fatalistische Schockstarre, eine verständliche Reaktion, die aber so bald als möglich abgelegt werden muss, um nicht zu viel Zeit zu vergeuden. Die beste Möglichkeit, diese Schockstarre zu beenden, ist Aufklärung. Die größte Angst des Menschen ist die vor dem Unbekannten. Kennt man den Gegner, kennt man seine Taktik, dann wird er schlagbar. Auch wenn er übermächtig erscheint.

Die beste Lebensversicherung sind gesunde Mitochondrien. Gerade für Krebspatienten. Umgekehrt hat ein Krebspatient wahrscheinlich ein Problem im mitochondrialen Milieu. Ich machte also umgehend eine genaue Laboruntersuchung, um dem Patienten diese Tatsache auch schwarz auf weiß zeigen zu können und zu wissen, wo die Schwachstellen in seinem System entstanden waren. Dabei zeigten sich klassische Auffälligkeiten, wie man sie bei den meisten Tumorpatienten finden kann (wenn man denn danach sucht): Neben vielen unauffälligen Routinewerten (Blutbild, Leber-, und Nierenwerte) zeigte sich ein Selenmangel und ein Vitamin-D3-Mangel als Erklärung für die derzeitige immunologische Schwäche sowie ein massiv erhöhtes Homocystein , eine massiv erhöhte Laktatdehydrogenase (LDH) und Pyruvatkinase-M2 (M2PK), als Zeichen für mitochondriale Dysfunktion, speziell im Bereich der Kohlenhydratverwertung. Der Patient war also alles andere als fit für eine Chemotherapie (dazu braucht es zumindest eine gute Selenversorgung). Sein Immunsystem war angreifbar (D_3- B-Vitamin- und Selenmangel) und seine Mitochondrien funktionierten nicht adäquat. Sie hatten vor allem Probleme, aus Kohlenhydraten aerob Energie zu produzieren und mussten diese ohne Sauerstoff verstoffwechseln (über LDH und M2PK). Dabei entstehen Unmengen an Laktat, das dem Tumor nützt, aber der gesunden Zelle schadet.

Um den Patienten für die bevorstehende Chemotherapie fit zu bekommen, musste also schnell gehandelt werden. Selen und Vitamin D3 wurde somit intravenös aufgefüllt und die B-Vitamine als Depot intramuskulär verabreicht. Zusätzlich galt es, die Mitochondrien zu entlasten und zu vermehren. Daher wurde der Patient auf eine ketogene (also kohlenhydratfreie) Diät gesetzt. Zusätzlich machte er ab sofort Intervallfasten, um den Körper an die Verwendung von Fett als primären Brennstoff zu gewöhnen und gleichzeitig einen Reiz zu setzen, neue Mitochondrien aufzubauen. Zusätzliche Reize zur Neubildung der Zellkraftwerke waren die Anwendung von Kälte in Form von eiskalten morgendlichen Duschen und moderates Hyperventilieren. Um die Sauerstoffaufnahme der Zellen zu pushen, machte der Patient täglich 30 Minuten moderaten Ausdauersport. Ein Komplexpräparat mit mitochondrial wirksamen Nährstoffen (B-Komplex, L-Carnitin, Ubiquinon, AKG, Mangan, Creatin,..) rundete die Behandlung ab.

Die Chemotherapie begann im Juli und der Patient hielt die ihm verordnete Therapie minutiös ein. Er berichtete sogar zwischendurch über eine neue Form der Agilität. Nebenwirkungen verspürte er trotz Höchstdosis der angewendeten Zytostatika keine. Erstmals wurde im Oktober von ersten Nebenwirkungen in Form von Gliederschmerzen berichtet. Kurz vor Weihnachten waren die Metastasen nicht mehr darstellbar. Bis zu diesem Zeitpunkt hatte der Patient noch keinen einzigen Tag Krankenstand verbraucht!! In regelmäßigen Abständen wurden seine Laborwerte kontrolliert und auf etwaige Schwankungen reagiert.

Es folgte eine operative Sanierung und postoperative Bestrahlung. Der Patient lebt mit einer sehr guten gesundheitsbezogenen Lebensqualität und weiß, wie wertvoll gut funktionierende Mitochondrien sein können. Er weiß auch, an welchen Schrauben er drehen muss, um nach zu justieren.

III. DAS EPIGENETISCHE MILIEU – DER DIRIGENT DES GENOMS

Die Epigenetik in Ihrer heutigen Definition als „Lehre der strukturellen Anpassung chromosomaler Regionen, um veränderte Zustände der Aktivierung zu kodieren, zu signalisieren, oder zu konservieren“ ist als Forschungsgebiet noch sehr jung. Sie wurde zwar erstmals im Jahre 1942 erwähnt, ist aber erst seit der Entschlüsselung des Genoms im Jahr 2003 in den Fokus, vor allem von Vertretern der Altersprävention, gerückt. (Egger 2004, Bird 2007)

Vieles ist hier noch zu wenig erforscht, als dass man klare Direktiven ausgeben könnte, aber in einigen Punkten ist man sich einig. Man kann jedenfalls mit Sicherheit behaupten, dass der Mensch nicht Sklave seiner Gene ist, sondern dass er diese massiv durch seinen Lebensstil, sein Netzwerk, aber auch seine Ernährung beeinflussen kann. Daraus geht hervor, dass ernährungsmedizinische Ansätze nur einen Teil des Ganzen ausmachen können und ebenso entscheidend die Adaptation der übrigen Lifestyle-Faktoren ist. Auf weiterführende Literatur in diesem Zusammenhang darf verwiesen werden (vgl. Huber, 2004).

Die großen Schlagworte in diesem Zusammenhang sind wohl Telomeraseaktivierung, DNA Repair und Apoptosis threshold. Wie bereits zuvor angesprochen, wirken hier mehrere Faktoren zusammen und können die regenerative Kapazität unserer DNA entscheidend, sowohl im positiven wie auch im negativen Sinne, verändern. Dabei fließen nicht nur ernährungsphysiologische, sondern auch hormonelle und chronobiologische Faktoren in die Gesamtsituation ein. Schlussendlich kommt es darauf an, dass man durch den Lebensstil der Zelle genug Zeit und Potential gibt, die akkumulierten DNA-Schäden zu reparieren. Circadian gesehen passieren diese Vorgänge nachts, wobei man die zellulären „Hibernationsvorgänge“ massiv unterstützen kann. Hier kommen physikalische Faktoren wie Kryotherapie, Trainingstherapie (moderates Ausdauertraining), Schlafhygiene und vor allem ernährungsmedizinische Maßnahmen zum Tragen. Anders ausgedrückt unterstützen hypometabolische und hypothermische Zustände die DNA-Repairvorgänge optimal. (vgl. Carey, 2003)

Wenn man von DNA-Repair spricht, extrapoliert man die Recherche unweigerlich in Richtung Tumorgenese und Apoptosemechanismen. Dabei kommt man zu der Erkenntnis, dass eine funktionierende Apoptose, also programmierter Selbstmord der Zelle, schlussendlich darüber entscheidet, ob eine Zelle entartet, oder recycled wird. Der Apoptosis threshold – der Grenzwert der Zellschädigung, ab dem die Apoptose-Mechanismen zu arbeiten beginnen – ist leider keine Konstante und kann durch zelluläre Faktoren verändert werden. Dabei spielen das Tumor Suppressor Gen p53 als „Wächter des Genoms" eine schützende und NF-kappa-B eine gefährdende Rolle. So kann bei einem Zusammentreffen mehrerer ungünstiger Umstände (chronic Inflammation, Radiatio, Hitze, hypermetabolische Zustände, oxidativer Stress,...) der Apoptosis threshold via NF-kappa-B nach oben reguliert werden und die rettende Apoptose tritt zu spät ein. (vgl. Schmidt 2018)

PATHOPHYSIOLOGISCHE KORRELATE

Wer sich mit Zellzyklen und diesbezüglichen Störungen in Bezug auf chronifizierende Erkrankungen auseinandersetzt, der stößt unweigerlich auf zelluläre Signaltransduktoren wie NF-kappa-B und TNF-alpha, die unter anderem auf die Apoptose-Mechanismen Einfluss nehmen. Der Apoptosis threshold ist hier ein entscheidender Faktor. Er bezeichnet jenen Zeitpunkt, an dem die Zelle sich aufgrund von zu vielen akkumulierten Fehlern oder irreparablen metabolischen Problemen „entscheidet", in die Apoptose zu gehen und sich selbst im Sinne der allgemeinen Gesundheit zu „opfern". NF-kappa-B verschiebt diesen Zeitpunkt nach hinten und ermöglicht der Zelle so, die schadhaften Vorgänge zu perpetuieren, was zu weiterführenden, gesundheitsgefährdenden Problemen wie tumoröser Entartung, Chronifizierung von Störungen etc. führen kann. Einige der vorhin erwähnten Caloric restriction mimetics wie Resveratrol, Curcumin, oder EGCG, aber auch Tocotrienole, vermögen diesen Prozess reversibel zu gestalten und den Apoptosis threshold quasi zu resetten. (Schmidt, 2018) Dadurch wird der Zelle quasi nicht mehr genug Zeit gegeben, um „Blödsinn zu machen". Aus eigener praktischer Erfahrung lässt sich dieser Effekt therapeutisch vor allem bei chronisch entzündlichen Erkrankungen zunutze machen.

Die epigenetischen Wirkmechanismen sind zum Teil noch uner-

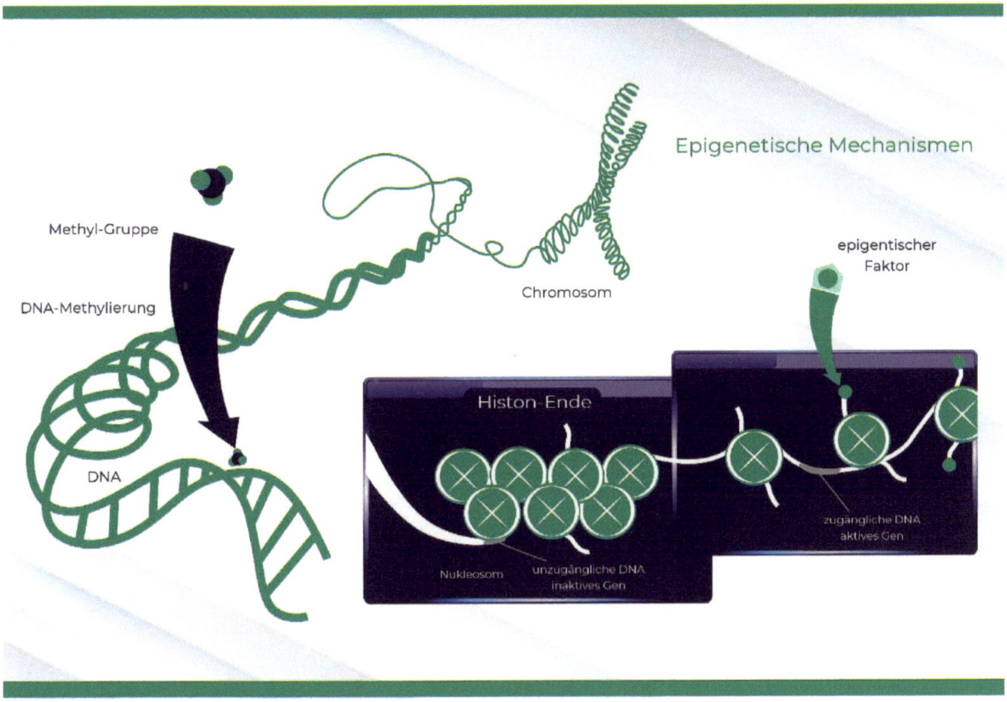

Abb. 7: Epigenetische Mechanismen

forscht. Was man aber mit Sicherheit sagen kann, ist, dass sich die Prozesse anhand von Methylierungen und Acetylierungen im Bereich der Histone manifestieren. Diese führen zu Modifikationen der räumlichen Struktur unserer DNA, welche wiederum in einer „Ein- und Ausschaltung" gewisser Gene, bzw. Genabschnitte resultiert. Diese Prozesse dürften entscheidend sein, ob wir unsere genetischen „Sollbruchstellen" aktivieren, oder deaktivieren. (vgl. Fuchs 2020; Huber 2004)

Methylierungen erfordern neben dem Vorhandensein von Methylgruppen – z.B. aus Cholin, Lecithin, Betain, und einigen sekundären Pflanzenstoffen – in erster Linie Methylgruppenüberträger. Die wichtigsten Vertreter dieser Gruppe sind Folsäure und Cobalamin. Eine Defizienz dieser beiden essentiellen Nährstoffe wird durch einen erhöhten Homocysteinspiegel objektivierbar. Die wechselseitigen Abhängigkeiten sind in Abb. 8 dargestellt.

Acetylierungsreaktionen sind meist nicht durch zu wenig vorhandene Acetylgruppen limitiert, sondern durch das Fehlen ihrer je-

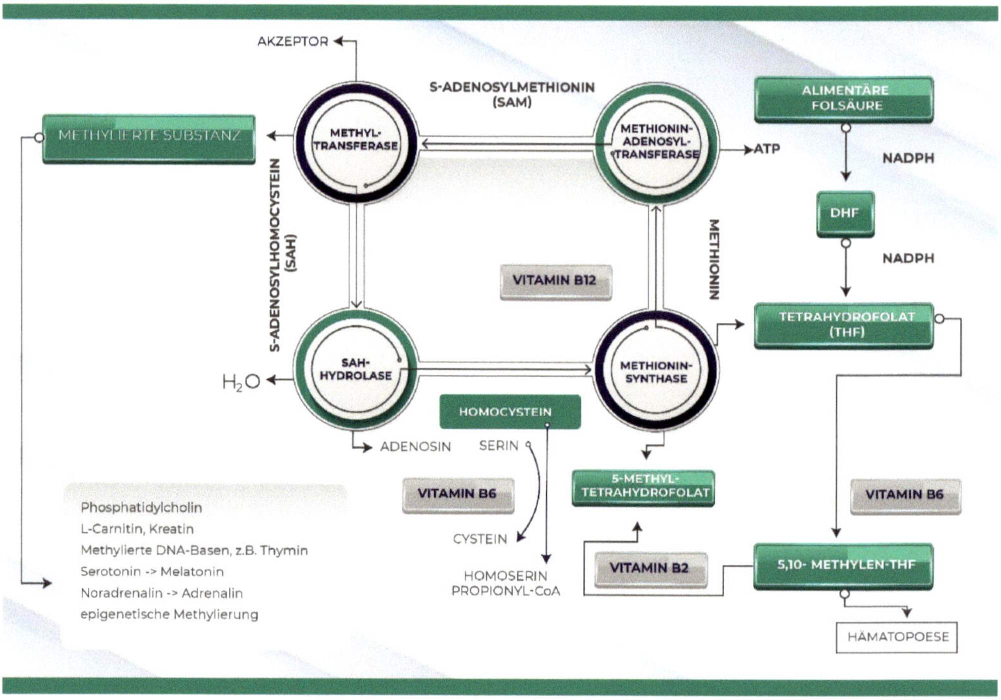

Abb. 8: Die interdependenten Wechselwirkungen bei Methylgruppentransfers

weiligen Überträgermoleküle Pantothensäure, Retinol und Vitamin D3. (vgl. Fuchs 2020)

ERNÄHRUNG - WIE KANN DIE ERNÄHRUNGSWEISE UNSERE GENE SCHÜTZEN?

In unserer westlichen Gesellschaft ergeben sich aufgrund der hohen Lebenserwartung des Einzelnen bekannterweise unzählige soziale, ökonomische und nicht zuletzt medizinische Herausforderungen. Zu den letzteren zählt die starke Zunahme maligner, dementiell-neurologischer und kardiovaskulärer Erkrankungen. Eine diesbezügliche Gegenstrategie kann und wird in Zukunft die prosperierende Disziplin der Epigenetik sein. Die Forschung in diesem Bereich steckt noch n den Kinderschuhen, hat aber aus obengenannten Gründen in den letzten 5-10 Jahren massiv an Dynamik zugenommen und der Output an Lösungsansätzen ist vielversprechend. Auf die Frage hin, was man also essen sollte, um die DNA bestmöglich zu schützen, so lautet die einhellige Antwort: Nichts! Zumindest für mehr als 12 Stunden. Denn die wirksamste und reproduzierbarste Maßnahme ist die Kalorienrestriktion. Es scheint nunmehr kein Zufall zu sein, dass alle Hochkulturen seit jeher Fastenzeiten in ihren Jahreskalender implementiert hatten (und immer noch haben).

Dabei hat die reine Kalorienrestriktion von ca. 25% der ad libitum konsumierten Tageskalorienmenge ohne explizite Fastenintervalle (vgl. Ravussin, 2015) bei Gesunden Individuen vergleichbar signifikante Effekte auf die altersbezogenen Messparameter wie circadiane Fastenperioden in Form des in den letzten Jahre so populär gewordenen Intervallfastens. (Mattson, 2017; Longo 2015) Der Wirkmechanismus ist in beiden Fällen der gleiche: Ein durch Inkongruenz von Energiezufuhr und -Verbrauch induzierter zellulärer ATP-Abfall führt über einen konsekutiven Anstieg von AMP zur Freisetzung der AMP-abhängigen Kinase (AMPK). Diese wiederum aktiviert Zellenzyme wie Sirt-1 und Transkriptionsaktivatoren wie PGC-1-alpha, die gezielt Deacetylierungen, Methylgruppentransfers und DNA-Repairmechanismen in Gang setzen (Jung-Ae, 2018; Huber 2004)

In diesem Zusammenhang konnte auch die Wirkung von speziellen Pflanzenstoffen erklärt werden, denen ungeachtet ihrer heterogenen molekularen Struktur ein gemeinsamer Effekt zu eigen ist. Sie können die intrazellulären Effekte des Fastens nachahmen. Deshalb nennt man sie Caloric restriction mimetics. (vgl. Willcox 2014) Zu ihnen zählen Polyphenole wie Resveratrol, das wohl den Hauptanteil am „French Paradoxon" zu tragen scheint, oder Polyamine wie Spermin und vor allem Spermidin, um das in den letzten Jahren ein wahrer Hype ausgebrochen ist. (Madeo, 2019)

Korrespondierende Parameter

1) **Symptome**

- schwere Schicksalsschläge in der Anamnese
- passiver Lebensstil (wenig Bewegung, wenig Sport)
- schlechtes soziales Netzwerk, wenig Freunde
- Beziehungsunfähigkeit

- konsumierender, polytoxikomaner Lebensstil
- jahrelange Schicht- oder Nachtarbeit

2) **Indikationen**

- Genetische Prädisposition
- Chronifizierte Störungen (v.a. Inflammatorischer Genese)
- Krebs

3) **Laborparameter**

• Homocystein	(geschlechts- und altersabhängig, Serum)
• Oxidiertes LDL	(< 235 ng/ml Serum)
• Superoxiddismutase	(160 - 240 U/ml EDTA)
• Folsäure	(4,6 - 34,8 ng/ml Serum)
• Holotranscobalamin	(35 - 171 pmol/l Serum)
• Vitamin A	(30 – 70 mcg/dl Serum)
• Vitamin D3	(< 30 pg/ml Serum)

⇨ AUS DER TÄGLICHEN PRAXIS: NF-KAPPA-B – DER HEIMLICHE PARTYCRASHER

Eine Kasuistik zum Thema Epigenetik zu finden ist schwierig, da das Ereignis – die genetisch determinierte „Sollbruchstelle" – ja im positiven Fall nicht eintritt und der Therapieerfolg somit unentdeckt bleibt. Tritt im umgekehrten Fall das Ereignis jedoch ein, so war die Therapie nicht erfolgreich. Es gibt aber auch Patienten, die den anderen Weg gehen und durch ihren Lebensstil Prozesse in Gang setzen, die für die genetische Gesundheit nachteilig werden können. Hier ist man versucht, zuerst an Kettenraucher und Polytoxikomanen zu denken, aber auch übermäßiger Sport bei zu geringer Regeneration, oder übermäßige „gesundheitsbewusste" Askese kann durchaus auch epigenetischen Gegenwind provozieren.

Der Patient war männlich und 69 Jahre alt. Auffällig war in erster Linie seine große und hagere Gestalt und sein höfliches und organisiertes Auftreten. Seine sämtlichen gesundheitsbezogenen Daten hatte er systematisch und chronologisch in einer Mappe sortiert, dabei fanden sich Befunde von namhaften Kollegen aus dem In-

und Ausland. Bei genauerer Untersuchung zeigte sich ein BMI von 19 (66 kg bei 1,87m Körpergröße), ein Körperfettanteil von ca. 10% sowie ein Puls von 45/Min. Werte, die auf einen Ausdauersportler hinwiesen. Die Frage nach seiner sportlichen Aktivität bestätigte die Annahme. Seine Wochennettotrainingszeit betrug Minimum 15 Stunden. Und das bei einer Arbeitswoche von 80 Stunden aufwärts seit vielen Jahren als erfolgreicher Unternehmer. Regeneration im herkömmlichen Sinne war für den Mann ein Fremdwort, zusätzlich hatte er sich auf Anraten eines Kollegen vor 10 Jahren für eine vegetarische Ernährungsform entschieden, die seit drei Jahren einer veganen Diät gewichen war.

Der Grund seines Kommens war ein seit fünf Jahren unverändert anhaltender Durchfall, mit einer Stuhlfrequenz von 4-10 mal täglich. Er kompensierte seine Nährstoffverluste seit Jahren mit einer Unmenge an Mikronährstoffen wie Zink, Vitamin C, Magnesium, und Aminosäuremischungen. Auch sämtliche gängigen Probiotikamischungen hatte er schon durchprobiert, mit mäßigem Erfolg hinsichtlich seines Grundproblems. Die Gewichtsabnahme betrug 10 kg in den letzten 5 Jahren, trotz des stetigen Versuchs, Gewicht zuzulegen. Er gab 77 kg als sein Wohlfühl- und somit Zielgewicht an.

Seine Laborwerte sprachen auch eine deutliche Sprache. Mangel von Vitamin D3 (20,2 ng/ml), zu hohes Homocystein (23 mcmol/l), erhöhter Harnstoff (62,7 mg/dl, ein Zeichen für Katabolismus), NT-pro-BNP von 227 pg/ml. Zusätzlich wies er einen sehr niedriger Magnesiumserumspiegel von 0,69 mmol/l auf, trotz Substitution. Eisen war im peripheren Blut ebenfalls erniedrigt auf 61 mcg/l, Ferritin hielt bei 212.

Er hatte seinen Körper also durch Beruf und Sport sehr gefordert (messbar durch erhöhten Harnstoff), aber ihm wenig Möglichkeit zur Regeneration gegeben (messbar durch erhöhtes Homocystein) und zugleich nutriologisch „klein“ gehalten. Überraschenderweise zeigte eine initial verordnete Darmreinigung mit L-Glutamin und Probiotika nur eine minimale Wirkung. Daher schlug ich ihm eine Darmspiegelung vor, die meinen Verdacht bestätigte. Der Mann litt unter einer chronisch entzündlichen Darmerkrankung, einer leichten Form des Morbus Crohn. Der Verlauf war zugegeben sehr untypisch und sicherlich durch seinen konsumierenden Lebensstil getriggert.

Primär galt es, den chronischen Entzündungsmechanismus zu durchbrechen und durch epigenetisch wirksame Maßnahmen (Apoptoseinduktion) zu unterstützen.

Der kleinste gemeinsame Nenner in diesem Gesamtbild und somit der Ansatzpunkt der Therapie war ein zellulärer Transkriptionsfaktor namens NF-kappa-B, der bei vielen chronisch entzündlichen Störungen als Übeltäter identifiziert werden kann. Hierfür eignen sich Stoffe wie Resveratrol, Curcumin, Spermidin, Epigallocatechingallat und Tocotrienole. Zusätzlich musste die Regenerationsfähigkeit auf zellulärer Ebene wiederhergestellt werden, was vor allem durch die Bereitstellung von Methyl- und Acetylgruppen, bzw. deren Überträgerstoffe (Folsäure und Cobalamin, bzw. Retinol und Vitamin D3) erreicht werden konnte. Lokal wirken bei jeglicher Art von gastrointestinalem Reizzustand Bitterstoffe wie Andrographis, Wermut oder Enzianwurzel sehr vorteilhaft. Als Basis für die Therapie fungierte wie immer ein moderat dosiertes „Breitband"-Mikronährstoffpräparat.

Die Kombination der obengenannten Nährstoffe führte innerhalb von einer Woche zur deutlichen Verbesserung der Durchfälle, nach 10 Tagen sistierten die Beschwerden vollständig. Im Verlaufe der nächsten Wochen stabilisierte sich der Zustand auf diesem Niveau und ist seither mehr oder weniger stabil geblieben. Der Patient konnte innerhalb von 3 Monaten 3-4 kg an Gewicht zulegen. Und dieses auch halten.

IV. DAS REDOX MILIEU – DIE ZELLULÄRE FEUERWEHR

Das Wichtigste vorweg: Oxidation ist lebenswichtig. In einem gesunden Organismus laufen permanent Oxidations- und Reduktionsprozesse ab. Die sogenannte REDOX-Balance, also das Gleichgewicht zwischen Oxidations- und Reduktionsvorgängen, entscheidet jedoch maßgeblich mit, ob wir gesund bleiben, oder krank werden. Wenn die Oxidationsprozesse überhand nehmen, also nicht mehr zellintern adäquat neutralisiert werden, spricht man von Oxidativem Stress (OS), dessen Vermittler, die sogenannten „Freien Radikale", oder „Reactive Oxygen Species" (ROS), wie Zündfunken zelluläre Schäden vor allem in Zellmembranen und DNA anrichten. (siehe Abb. 9)

So muss beispielsweise LDL, das „Schlechte Cholesterin", erst oxidiert werden, bevor es den Gefäßen schaden kann. (vgl. Pirillo, 2013)

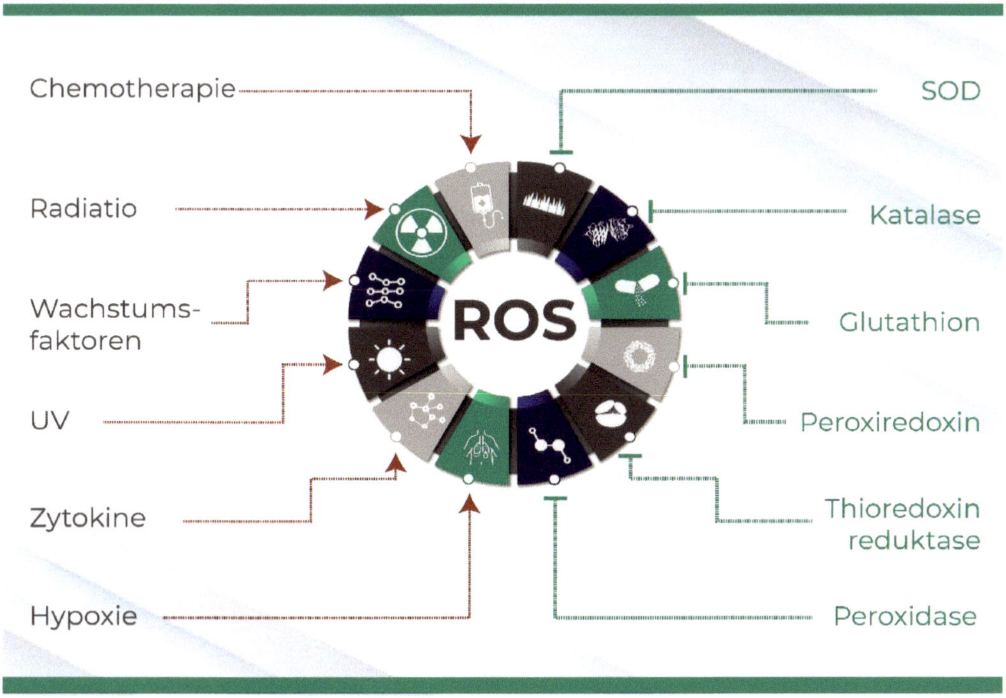

Abb. 9: Die REDOX - Balance

Auch führt oxidativer Stress nachweislich zu DNA-Schäden, vor allem der mitochondrialen DNA (mt-DNA), was aufgrund des Fehlens mitochondrialer Reparaturenzyme vor allem bei neurodegenerativen Erkrankungen wie Mb. Alzheimer nahezu pathognomonisch zu nennen ist. (vgl. Nissannka 2018)

Weiters schwächt oxidativer Stress die zelluläre Abwehr massiv, indem ein Enzym namens Arginase (durch Abbau von Arginin) die NO-Produktion der unspezifischen Abwehrzellen (Natürliche Killerzellen, Makrophagen, Granulozyten) drosselt. (vgl. Pangya 2019, Michalk 2014) Das bedeutet nichts anderes, als dass die Abwehrzellen bei oxidativem Stress mit Platzpatronen auf die Eindringlinge schießen.

Jedenfalls scheint es durchaus einleuchtend, dass ein entgleistes Redox-Milieu auf Dauer ziemlich ungesund sein dürfte.

PATHOPHYSIOLOGISCHE KORRELATE

Grundsätzlich bestehen bei ROS zwei verschiedene Entstehungsmodalitäten, die auch von dementsprechender therapeutischer Relevanz sind.

So können extrinsische bzw. extrakorporale Quellen wie Strahlung (UV, Mobilfunk, etc..) und Toxine prooxidative Vorgänge auslösen und / oder verstärken. (Vgl. Singh 2020,) Dabei kann diese Wirkung durchaus medizinisch genutzt werden, wie es am Beispiel einiger Medikamente oder extrakorporaler Stoßwellentherapie der Fall ist (vgl. Kim 2019; Biri 1998)

Neben der extrakorporal-extrinsischen Entstehung der ROS ist vor allem die intrazelluläre Genese von großer Bedeutung. Ort der Entstehung sind die Proteine und Cytochromoxidasen der mitochondrialen Atmungskette. Hier geben $NADH/H^+$ und $FADH_2$ ihre aus dem Zitratzyklus übernommenen Elektronen an die jeweiligen Enzyme (Komplex I – IV) weiter. Durch diese Weitergabe werden in jedem Schritt Protonen in den intermembranösen Raum gepumpt, was schlussendlich in einem elektrischen Gradienten resultiert. Dieser wird durch die ATP-Synthase (Komplex V) aufgelöst und führt zur Phosphorylierung von ADP zu ATP. Für jeden dieser Schritte sind Ko-Faktoren nötig. Der wichtigste in dieser Hinsicht ist sicherlich

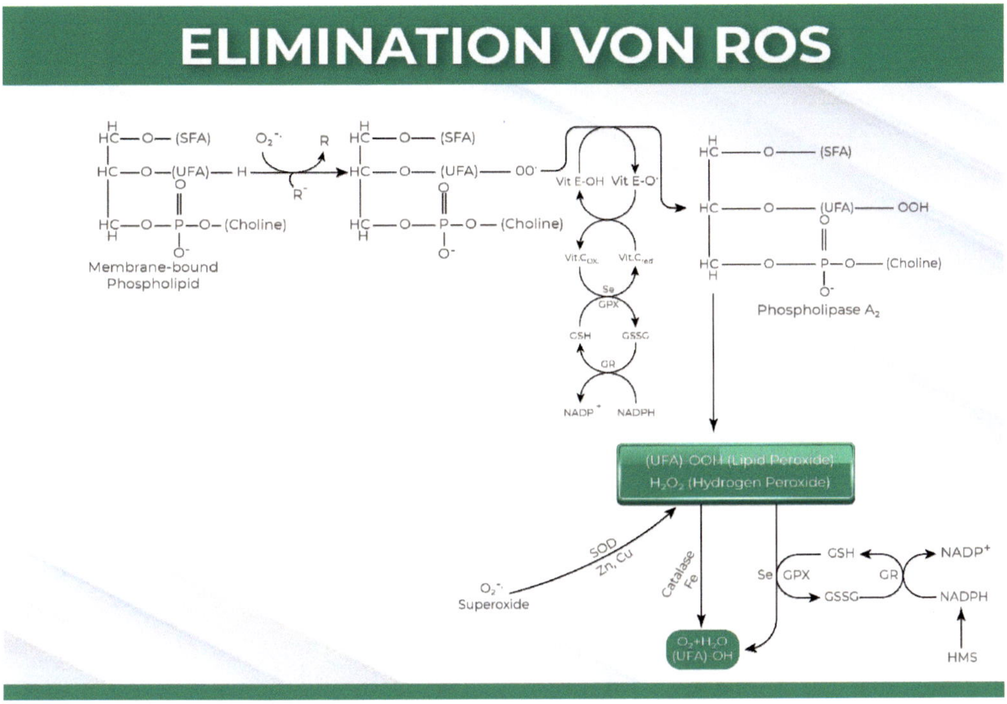

Abb. 10: Die kaskadische Elimination von Reactive Oxygen Species (ROS)

Ubiquinon, ein amphiphiler Stoff, der durch ebendiese Eigenschaft die Elektronenübertragung zwischen wasserlöslichem (Mitochondrienmatrix) und fettlöslichem Kompartiment (innere Mitochondrienmembran) ermöglicht. Weitere wichtige Ko-Faktoren sind Eisen und Kupfer sowie Magnesium zur Stabilisierung und Speicherung des gewonnenen ATP. Eine Unterversorgung mit einem oder mehreren dieser Ko-Faktoren kann auf Dauer zu einer „Engstelle" auf der ETC führen, der wiederum eine „Massenkarambolage der Elektronen" zur Folge hat. In diesem Fall wird die ETC zur „Radikalschleuder" => ROS steigen massiv an. (vgl. Know 2018, Michalk 2014)

Vergleicht man ROS mit zellulären „Zündfunken", so werden konsequenterweise intrazelluläre „Feuerlöscher" – namentlich Superoxiddismutase (SOD), Katalase (KAT) und Glutathionperoxidase (GPX) – nötig, die diese Zündfunken übernehmen und sie erst in H_2O_2 (SOD) und dann in H_2O (GPX) bzw. $H_2O + O_2$ (KAT) umwandeln. Wie so oft sind auch hier für die Funktionsweise dieser Enzyme die Ko-faktoren der limitierende Faktor. So ist die SOD anhängig von einer adäquaten Zink- und Manganversorgung. Die Katalase braucht Eisen, um funktionieren zu können und die GPX vor allem Selen und Glutathion, bzw. dessen Vorstufe L-Cystein. (vgl. Kuklinski 2016; Fuchs 2020, van der Pol 2019) (siehe Abb. 10)

Tritt nun der Fall ein, dass im Organismus exzessiv ROS anfallen oder die zellulären Scavengersysteme unterversorgt sind, so induziert der daraus entstehende „Funkenflug“ einen zellulären „Flächenbrand“, der auf dem Wege von Überträgerstoffen wie z.B. NF-kappa-B oder TNF-alpha, entzündliche Prozesse in Gang setzt. Diese Prozesse wiederum verursachen die gefürchtete „low grade inflammation“. (vgl. Mishra 2018, Reuter 2010) Damit ist der Weg geebnet für diverse chronische Erkrankungen wie Immunschwäche bis hin zu Krebserkrankungen (vgl. Reuter 2010), Herzerkrankungen (vgl. van der Pol 2019), oder Glaukom (vgl. Pinazo-Duran 2018). Auch Medikamentenresistenzen dürften auf diesem Entstehungsmechanismus beruhen. (vgl. Pantelidou 2017)

ERNÄHRUNG – ESSBARE FEUERLÖSCHER?

Kalorienaufnahme steigert allgemein den „Elektronen-Traffic“ der Atmungskette, denn die aufgenommene Energie will ja schlussendlich in ATP umgewandelt werden. Umso wichtiger erscheint in diesem Licht die Mikronährstoffdichte unserer täglichen Lebensmittel. Denn während beispielsweise Toastbrot im Vergleich zu Vollkorn- oder Dinkelvollkornbrot eine ähnliche Energiedichte (quantifizierbar anhand der kcal/100g) aufweist, liefert es nur ca. 1/8 der Mikronährstoffe, welche eine adäquate Verstoffwechslung ermöglichen würden. (vgl. Fuchs 2013)

Ein mehr an Traffic bedeutet also auch ein Mehr an potentiellen Zündfunken. Auf dieser Ebene kann natürlich auch das Fasten (kein Traffic => keine ROS) Hilfe schaffen. Jedenfalls sollten unsere Nahrungsmittel, die wichtigen Ko-Faktoren der Scavenger Enzyme (Zink, Mangan, Eisen, Selen, Cystein) mitliefern, Ko-Faktoren der mitochondrialen Atmungskette beinhalten (Ubiquinon, Kupfer, Eisen), aber auch antioxidantienreich sein (Vitamin A, C, E, ein Großteil der B-Vitamine und zu guter Letzt regenerierende sekundäre Pflanzenstoffe wie Carotinoide und Flavonoide).

Antioxidantien und sekundäre Pflanzenstoffe finden sich vor allem in frischem, buntem Gemüse und Obst aus biologischem Anbau. Die Spurenelemente Zink, Selen und Mangan sind in Schalentieren und Nüssen in ausreichender Menge enthalten. Ubiquinon ist ein rein tierisches Produkt und findet sich v.a. in mitochondrienreichen Organen wie Leber, Herz und Hirn, aber auch im Muskelfleisch freilebender Tiere. (vgl. Fuchs/Rösler 2014)

Sie merken schon, diese Auflistung liest sich wie ein Plädoyer für die „Paleo Diet". Die diametrale Antithese dazu wäre klarerweise industriell verarbeitetes Convenience- oder Junkfood, das sehr wenig Nährstoffe bei sehr hoher Kaloriendichte liefert, also viele potentielle Zündfunken und wenige Feuerlöscher.

Korrespondierende Parameter

1) Häufige Symptome

- konsumierender Lebensstil (viel Stress, viel Alkohol, viel Nikotin, exzessiver Sport)
- „verbrauchtes" Aussehen
- Hautprobleme (trockenes, oder pigmentiertes Hautbild, Altersflecken)
- Störungen der Atemwege (Asthma, Kurzatmigkeit,..)
- Rezidivierende Entzündungen (Zahnfleisch , Gelenke, ..)
- langjähriger, regelmäßiger Gebrauch von Lösungsmitteln, Giftstoffen oder Lacken

2) Indikationen

- Immunologische Erkrankungen
- Infektanfälligkeit
- Atherosklerotische Erkrankungen, KHK
- Hauterkrankungen
- Inhalative Allergien
- Tumorerkrankungen (Cave: Zeitliche und therapeutische Abgrenzung zu Chemotherapie und Radiatio beachten!)

3) **Laborparameter**

• Homocystein	(geschlechts- und altersabhängig, Serum)
• Oxidiertes LDL	(< 235 ng/ml Serum)
• GGT	(< 40 u/l Serum)
• Superoxiddismutase	(160 - 240 U/ml EDTA)
• 4-Hydroxynonenal	(< 30 mcmol/l EDTA)
• Methylmalonsäure	(< 1,6 mg/g Creatinin, Harn)
• Malondialdehyd	(< 0,5mcmol/l Serum)
• Zink	(60 -120 mcg/dl Serum
• Selen	(7,4 – 13,9 mcg/dl Serum)
• Ubiquinon	(1 - 2,5 mcg/ml Serum)

⇨ AUS DER TÄGLICHEN PRAXIS: INNERLICH RANZIG?

Im Hochsommer 2019 kam eine Patientin Ende 20 in meine Ordination, die mir folgende Geschichte erzählte: Als Kind habe sie so stark an Neurodermitis gelitten, dass sie sich an die Symptome, vor allem den Juckreiz, noch deutlich erinnern konnte. Die Hauterkrankung habe in abgeschwächter Form bis zur Pubertät angedauert und wäre dann verschwunden. Asthma oder ähnliche sekundäre Erscheinungsformen dieser dem atopischen Formenkreis zuzuordnenden Krankheitsbilder waren niemals aufgetreten. Also kein wirklich klassischer Verlauf. Vor gut einem Jahr hatte sie dann ihr erstes Kind geboren, während der Schwangerschaft und vor allem der Stillzeit waren die Symptome wieder massiv geworden. Seither kämpfe sie mit Haurötung im Bereich der Beugen, starkem Juckreiz sowie teilweise Hautrötung am Stamm, v.a. am Dekolleté. Die klassischen kortisonhältigen Topika hatten zwar initial Wirkung gezeigt, nach Absetzen kam es jedoch jedes Mal zum Rebound. Stress war ein massiver Trigger, was für eine alleinerziehende, berufstätige Mutter jedoch unausweichlich erschien. Die gute Nachricht war, dass sie bis auf eine leichte Schilddrüsenunterfunktion keine Vorerkrankungen aufwies, die den Heilungsprozess hätten kompromittieren können. Nikotin- und Alkoholkonsum negierte sie glaubwürdig.

Das Problem lag auf der Hand: der Patientin fehlten essentielle Fettsäuren vom Omega-3-Typ. Fehlen solche, so leidet man typischerweise an entzündlichen Erkrankungen, vor allem der Haut, Schleimhäute (Darm und v.a. Gelenke) und der Lunge (Asthma, allergische Diathese, oder hyperreagible Lungenschleimhaut). In der Schwangerschaft und speziell in der Stillzeit steigt der Verbrauch dieser Fettsäuren auf das 1,6- bzw. auf das 2,2-Fache, da sie für die Entwicklung der neurologischen Strukturen des Kindes und später als Hauptbestandteil der nährenden Muttermilch fungieren. In solchen Fällen kommt es nicht selten vor, dass zugunsten des Kindes der mütterliche Organismus zu kurz kommt. Das ist von der Natur so eingerichtet, um das werdende Leben im Sinne der Arterhaltung zu forcieren. Nun weiß man, dass in den deutschsprachigen Ländern das Verhältnis von entzündungsfördernden Omega-6- zu entzündungshemmenden Omega-3-Säuren das empfohlene Verhältnis von 5.1 oder niedriger oft um ein Vielfaches überschritten wird (20:1). Kommt ein zusätzlicher Verbrauch, wie Schwangerschaft und Stillzeit, hinzu, so kann ein bis dahin nur mühsam kompensiertes Problem schnell dekompensieren. Also Omega-3-Säuren im mehrfachen Grammbereich täglich zuführen und alles ist in Ordnung?

In Bezug auf den Fettsäurestoffwechsel gibt es einen unsichtbaren Partycrasher: ROS, also freie Sauerstoffradikale, die oxidativen Stress verursachen. Also ein Ungleichgewicht zwischen Oxidationsprozessen und ausgleichenden reduktiven Vorgängen im Organismus. Quasi zu viel Funkenflug und zu wenige Feuerlöscher. Was da mit Fettsäuren passiert, kann man sich denken. Die hochungesättigten Fettsäuren (Omega-3, -6 und -9) haben nämlich zumindest eine Doppelbindung in ihrer Molekularstruktur, die für ihre biochemischen Eigenschaften verantwortlich zeichnet. Sie ermöglicht diesen Fettsäuren einerseits die funktionell so erstrebenswerte Geschmeidigkeit und Fluidität, andererseits ist sie auch für die hohe Sauerstoffaffinität der Erythrozyten verantwortlich. Deshalb misst man das Vorhandensein der Omega-3-Säuren v.a. in den roten Blutkörperchen. Weil dort die Sauerstoffbindungsfähigkeit am besten zum Tragen kommt. Genau diese Eigenschaft wird aber zum zweischneidigen Schwert, wenn sich freie Radikale dazu gesellen. Dann werden diese Fettsäuren nämlich aufgrund ihrer Sauerstoffliebe sehr leicht oxidiert. Sie reißen sich förmlich darum, oxidiert, also „ranzig“ zu werden. Und ranzige Fettsäuren schmecken nicht nur widerlich – erinnern Sie sich an ranzig gewordene Butter! – sondern sind auch massiv gesundheitsschädlich. Und wenn man ranzige Fettsäuren in Membranen (beispielsweise der Haut, zur Heilung der Neurodermitis) einbauen will, dann funktioniert das einfach nicht. Es macht die Symptome nur noch schlimmer.

Genau das war das Problem dieser jungen Frau. Im Labor zeigte sie deutliche Anzeichen von oxidativem Stress. Ihre Gamma-GT war 150 U/l, weiters bot sie ein Homocystein von 16 mcmol/l. Ihr oxidiertes LDL (der sensitivste Marker für oxidativen Stress im fettlöslichen Kompartiment) war ebenfalls sehr hoch: 1010 ng/ml! Mehr als 4 x so hoch als der obere Grenzwert. Zusätzlich fand sich noch ein Coenzym-Q10-Mangel. Die Dame war also oxidiert. Ihr Körper versuchte wahrscheinlich schon seit Monaten, essentielle Fettsäuren (EFS)in ihre Dermatozyten einzubauen, schaffte es jedoch nicht, weil diese Fettsäuren vorher „ranzig" wurden. Das heißt aber auch, dass die vordergründig notwendige Substitution von EFS ihre Situation sogar verschlechtert und das Problem noch vergrößert hätte. Man sollte kein Öl ins Feuer gießen. Selten war dieser Spruch wahrer gewesen.

Therapeutisch blieb mir somit ohnehin nur die Option, den Überschuss an Oxidation in ihrem Körper zu antagonisieren. Dazu musste man die intrazelluläre Ursache – den Q10-Mangel – beheben. Des Weiteren galt es, die Zufuhr an antioxidativen Nährstoffen, sogenannten Antioxidanzien zu erhöhen. Mittel der Wahl war also eine Ernährungsumstellung hin zu antiinflammatorischen Nahrungsmitteln wie frischem Obst und Gemüse, frischen Kräutern sowie Bio-Geflügel und Innereien. Ergänzendes Supplement war ein „Breitbandantioxidantium", das neben den gängigen antioxidativen Vitaminen und Spurenelementen vor allem hochwertige Polyphenole und sekundäre Pflanzenstoffe enthielt. Ergänzt wurde die orale Therapie um ein ausreichend dosiertes hochwertiges Q10-Präparat.

Auf diese Art gelang es, innerhalb von 3 Monate, den Homocysteinwert zu normalisieren und die Gamma GT von 150 in den zweistelligen Bereich zu senken. OXLDL sank auf knapp 700, was immer noch sehr sehr hoch war. Das Hautbild war nach wie vor unverändert. Eine sehr unbefriedigende Situation für die junge Frau. Es war also notwendig, die Therapie um regelmäßige Infusionen mit hochdosiertem Vitamin C und Glutathion im Wechsel zu ergänzen. Auch steigerte ich die Dosis von Coenzym Q10 auf das Doppelte (200 mg tgl.).

Bei der Kontrolluntersuchung 3 Monate später äußerte die Patientin spontan, dass sich ihre Haut stark gebessert hätte. Die Neurodermitis war nicht mehr sichtbar, sie klagte auch über keinen Juckreiz mehr. Ich war nun gespannt, ob die Laborwerte auch damit korrespondierten. Und siehe da: OXLDL hatte sich auf unter 300 gesenkt, also in die Nähe eines Normalwertes. Mit extrem hohem Aufwand. Ab sofort stand dem Konsum von Omega-3-reichen Lebensmitteln wie Lein- und Walnussöl, Kaltwasserfisch und Fischöl nichts mehr entgegen. Ich empfahl ihr jedoch noch die Einnahme des Redoxpräparates, um die Situation abzusichern bzw. nicht mehr in die Oxidation abzugleiten.

Die junge Frau lebt seither beschwerdefrei. Ihr Fall ist ein gutes Beispiel, wie versteckte Dysbalancen systemische Probleme verursachen und perpetuieren können. Er unterstreicht die Wichtigkeit einer genauen und gezielten Laboranalyse, auch bei scheinbar harmlosen, weil nicht lebensbedrohlichen Erkrankungen, die jedoch für die Betroffenen einen hohen Leidensdruck bergen.

V. DAS VEGETATIVE MILIEU – DOMPTEUR DES IMAGINÄREN SÄBELZAHNTIGERS

Das Vegetative Milieu umfasst sämtliche Wirkungsbereiche des unbewussten Nervensystems, genannt Vegetativum. Also alle körperlichen Vorgänge, die wir nicht willentlich steuern können: Herzfrequenz, Temperatur, Puls, Muskeltonus, Pupillenweite, Durchblutung, Schlaf, etc..

Unterteilt wird das Vegetative Nervensystem (VNS) in zwei einander diametral gegenübergestellte Vertreter. Der Sympathicus auf der einen Seite mobilisiert unsere Ressourcen, die für Kampf-und-Fluchtreaktionen notwendig sind. Er war schlussendlich dafür verantwortlich, dass wir innerhalb von Sekunden vor einem Säbelzahntiger auf einen Baum flüchten, oder uns gegen feindlich gesonnene Stammesbrüder verteidigen konnten. Waren die Gefahren beseitigt und die Jagd vorbei, war Rasten und Verdauen angesagt, die Stärke des vegetativen Konterparts, genannt Parasympathicus.

Die Säbelzahntiger des 3. Jahrtausends heißen anders als im Paläozoikum und sind vor allem sehr individuell gestaltet. Der Stressor kann mannigfaltig sein, aber erfahrungsgemäß ist der Säbelzahntiger der heutigen Zeit der Job bzw. die damit verbundenen organisatorischen oder zwischenmenschlichen Schwierigkeiten (Jarczok et al., 2013) Die körperlichen Auswirkung sind jedoch identisch und führen auf lange Sicht zur Hochregulation des Sympathicus, der die „Kampf- und Flucht"-Mechanismen des Körpers in Gang setzt. Dies ist zwar als kurzfristiger Stimulus für viele Aspekte der Gesundheit und Langlebigkeit förderlich (vgl. Kox et al. 2014) – eine Tatsache, die uns in den letzten Jahren vom physischen Grenzgänger Wim Hof eindrucksvoll vor Augen geführt wurde – ist aber in einer kontinuierlich-chronischen Form kontraproduktiv. Wenn ein Auto immer Vollgas fährt, geht das auf Kosten der Langlebigkeit. Wenn es umgekehrt aber nie hochtourig gefahren wird, dann verliert der Motor die Spritzigkeit und Leistungsfähigkeit.

In der Vergangenheit war die Objektivierbarkeit des VNS ein nahezu unüberwindliches Problem. Untersuchungen der Serumspiegel von Cortisol und anderen stressassoziierten Hormonen und Transmittern wurden aufgrund des zeitlich punktuellen Charakters der zugrundeliegenden zirkadianen Rhythmik des Hormonprofils niemals den klinischen Korrelaten gerecht und vermochten nur eine wenig aussagekräftige Momentaufnahme abzubilden. Hormonelle Tages- (und Nacht-) Profile sind sehr aufwändig und erfordern einen stationären Aufenthalt, waren somit im ambulanten Setting nicht durchführbar. Eine Zeitlang waren Speicheltests eine willkommene Erleichterung, konnten aber der Komplexität der Zusammenhänge des VNS nicht gerecht werden. Die beste Möglichkeit, das VNS in seiner vollen Ausprägung und Koexistenz zum Organismus darzustellen, ist die Messung der Herzratenvariabilität (HRV), einem sehr spannenden Tool nicht nur zur exakten Beurteilung des VNS, sondern auch zum Monitoring des Erholungszustandes von Sportlern und vielem mehr. Aber vor allem im Hinblick auf das VNS findet die HRV in den letzten Jahren immer mehr Akzeptanz innerhalb der Fachgesellschaften (Kim et al, 2018)

ERNÄHRUNG - WAS HAT DAS MIT STRESS ZU TUN?

Auf den ersten Blick scheint es paradox, Ernährung und Vegetativum kausal miteinander verknüpfen zu wollen. Wenn man jedoch die ernährungsphysiologischen Zusammenhänge genauer beleuchtet, so erscheint es doch plausibel, dass manche Ernährungsgewohnheiten den Organismus „stressen" können.

So zeigte sich in einer Studie von Wehrens et al., dass der Zeitpunkt der Nahrungsaufnahme einen massiven Einfluss auf das Blutzuckerprofil des Folgetages hat (Wehrens, 2017). Auch weiß man, dass das Sonnenlicht als primärer Impulsgeber für das circadiane Steuerzentrum (Nucleus suprachiasmaticus) umso weniger wichtig wird, je kürzer das Zeitfenster der Nahrungsaufnahme, bzw. je größer das dadurch entstehende kalorische Defizit ist. (Johnston, 2014). Der Einfluss der circadianen Rhythmik auf das Vegetative Nervensystem ist bekanntlich bestens erforscht und beeinflusst mehrere physiologische Regelkreise maßgeblich. (Buijs, 2013). Übersetzt heißt das jedoch nichts anderes, als dass Nahrungsaufnahme diverse Systeme des Körpers entscheidend mitbeeinflussen kann, die ihrerseits direkte Auswirkungen auf das Vegetative Nervensystem haben.

Ein wichtiger, wenn nicht der wichtigste ernährungsbedingte Stressor ist die unterschwellige Entzündung, genannt „low grade inflammation“. Die häufigsten Ursachen sind eindeutig ernährungsbedingt. Zu ihnen zählen Diabetes mellitus Typ II, nicht alkoholische Fettleber (NAFLD), Adipositas, aber auch die im vergangenen Jahrzehnt sprunghaft ansteigende Glutensensitivität. (vgl. Subramanian 2020, de Punder 2013). Die Inzidenzen der genannten Vorerkrankungen sind sehr hoch und weiter im Steigen begriffen. Ein Zeichen dafür, dass (falsche) Ernährungsweise ein Hauptgrund für verminderte Lebensqualität und Reduktion gesunder Lebensjahre ist.

Magnesiumarme Kost, genauer gesagt daraus resultierende niedrige Magnesium-Serumspiegel sind in einer HRV-monitorisierten Studie positiv mit Low Frequencies (Sympathicusaktivität) und invers mit High Frequencies (Parasympathicusaktivität) verknüpft. Das heißt konkret, je besser die Magnesiumversorgung, desto weniger Stress verspürt man. (Bobkowski et al., 2003)

Indirekt lässt sich diese Aussage auch durch Untersuchungen von Pasternak et al. bestätigen, die belegen, dass Magnesium ein limitierender Faktor in sämtlichen (!) Schritten der ATP-Synthese sein kann. (Pasternak et al, 2010) Kampf- und Fluchtreaktionen mobilisieren Ressourcen und depletieren folglich die Energiereserven in Form von ATP, was den Magnesiumverbrauch erheblich steigert.

Stress abzuschirmen ist eine Sache, Entspannung „anzufüttern“ eine andere. Entspannung wird über den parasympathischen Anteil unseres VNS vermittelt, in dem Acetylcholin als zentraler Botenstoff fungiert. Ein Botenstoff, der aus einem Acetyl-Anteil und Cholin besteht. Während Acetyl-(also Essigsäure-)Reste in unserem Körper in nahezu unendlicher Menge verfügbar sind und als „Acetyl-CoA“ eine wichtige Drehscheibe des Intermediärstoffwechsels repräsentieren (vorausgesetzt, es ist genügend Vitamin B_5 und B_6 vorhanden), kann Cholin hier durchaus ein limitierender Faktor sein (vgl. Fuchs, 2020). Es kommt in ausreichender Menge vor allem in tierischen Produkten (Innereien, Eigelb, Fisch), aber auch in Nüssen und Keimlingen vor. Man möchte annehmen, dass diese Quellen zur Genüge konsumiert werden, doch sprechen Public Health Daten eine andere Sprache. Die rapid steigenden Inzidenzen von chronischen Lebererkrankungen, allen voran der nichtalkoholischen Fettleber (vgl. Oschmautz, 2016), lassen vermuten, dass Cholin, der

„Schutzschild der Leber", im täglichen Speiseplan doch unterrepräsentiert sein dürfte.

PATHOPHYSIOLOGISCHE KORRELATE

Versucht man also, das VNS aus ernährungsmedizinischer Sicht zu verstehen, kommt man nicht um die zentrale Stellung der Acetylcholinsynthese herum. Diese hängt einerseits ab vom Vorhandensein der beiden Bindungspartner Essigsäure und Cholin, aber auch von den Ko-Faktoren der beteiligten Enzyme. Ist die Pantothensäure der Rate Limiting Factor für die Verfügbarkeit von aktivierter Essigsäure (Acetyl-CoA), so braucht die Acetylcholintransferase Pyridoxin als Ko-Faktor. (vgl. Fuchs, 2020). Ein Mangel in diesem System lässt sich indirekt anhand einer defizienten Methylgruppenübetragung auf Homocystein darstellen, wenn ausreichende Versorgung mit B_{12} und Folsäure gewährleistet ist. In diesem Fall ist nämlich die Methylgruppenübertragung durch eine nicht zureichende Betain Verfügbarkeit limitiert. Betain ist als oxidierte Form von Cholin indirekt repräsentativ für die Cholinversorgung.

Der zweite wichtige Nervenbotenstoff im Zusammenhang mit dem VNS ist unbestritten Melatonin. Die enge Verwandtschaft zu Serotonin macht den Konnex zu Stimmungsalterationen und konkomitanten Schlafstörungen noch plausibler, ist Serotonin doch der physiologische Präkursor von Melatonin. Um adäquate Mengen an Serotonin – und folglich auch Melatonin - ausbilden zu können, sind sowohl der Ausgangsstoff Tryptophan als auch Ko-Faktoren der involvierten Enzyme (Eisen, Folsäure, Biopterin, Kupfer, Pyridoxin und S-Adenosylmethionin) vonnöten. (vgl. Michal, 1999) (siehe Abb. 11) Interessanterweise ist aber der limitierende Faktor das Vitamin D3. (vgl. Patrick, 2014)

In der heutigen Leistungsgesellschaft ist man durch die damit fast untrennbar verbundene Arbeit am Computer, Tablet oder Smartphone ständig starken Blaulichtquellen ausgesetzt, zusätzlich zwingt die Unmenge der zu verarbeitenden Daten unser Gehirn zur massiven Dopamin- und Noradrenalinsynthese. Ist die Neurotransmittersynthese weitgehend abhängig von Präkursoren und Ko-Faktoren - im konkreten Falle Phenylalanin, Eisen, Folsäure, B_6, Magnesium, Vitamin C und Kupfer – so wird schnell klar, wie wich-

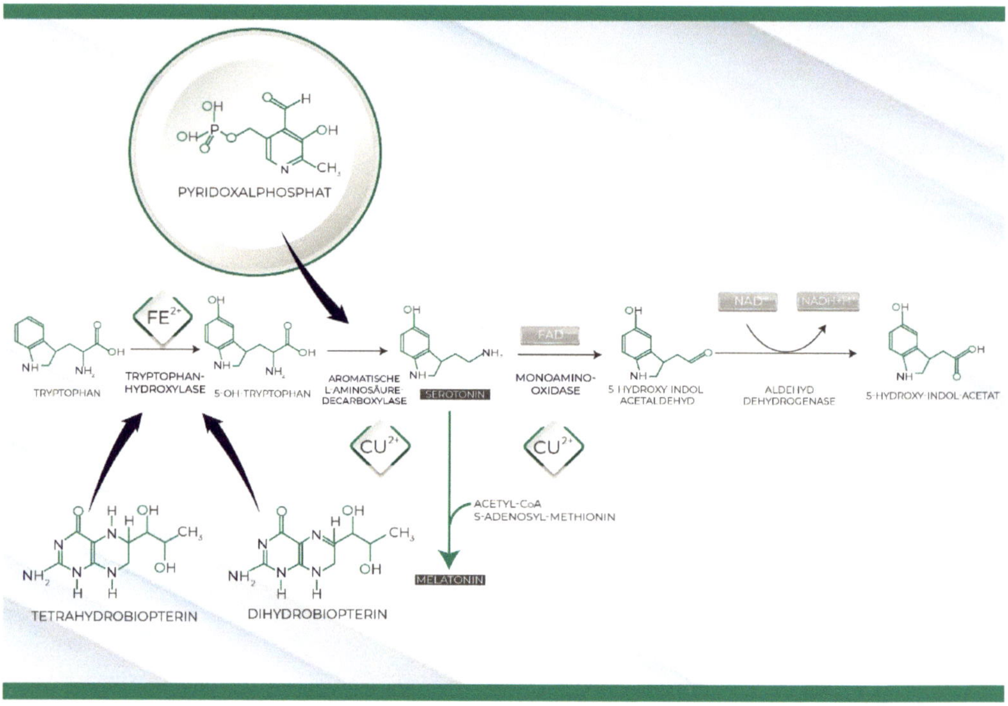

Abb. 11: Der Serotonin- und Melatonin-Stoffwechsel

tig eine flächendeckende und bedarfsadäquate Versorgung mit Mikronährstoffen in Bezug auf mentale Leistungsfähigkeit und vegetative Belastungen ist. (Vgl. Fuchs 2020, Michalk 2014)

Und selbst dann hat man noch nicht zwingend gut geschlafen. Denn das angesprochene Blaulicht aus den elektronischen Geräten blockiert dosisabhängig die Melatoninfreisetzung aus der Glandula Pinealis. (Vgl. Wahl, 2019; West, 2011) Wenn man also um 23.00 noch kurz seine Emails oder SMS checkt, dann gibt man an die Zirbeldrüse ungewollt die Meldung „Es ist 12.00 Uhr mittags, bitte stelle sofort die Melatoninproduktion ein!", was logischerweise die Schlafqualität massiv beeinflusst.

Korrespondierende Parameter

1) **Symptome**
   - Unfähigkeit, abzuschalten
   - hoher Muskeltonus
   - Verspannungen
   - Reizbarkeit
   - unnatürlich hoher Ruhepuls
   - häufige Mundtrockenheit

2) **Indikationen**

   - Vegetative Dystonie oder Erschöpfung
   - Ein- und Durchschlafstörungen
   - Burnout
   - Zyklothymie/Dysthymie/ Depressio
   - Chronischer Stress
   - Nervosität – Sympathotonus

3) **Labor- und apparative Parameter**

   - HRV- EKG (SDNN, RMSSD, pNN50)
   - Cortisol-Tagesprofil (im Serum oder Speichel)
   - DHEA bei >14 Jährigen (0,5 – 20 mcg/l)
   - Magnesium (0,65 – 1,05 mmol/l)
   - Homocystein (geschlechts- und altersabhängig, Serum)
   - Folsäure (4,6 - 34,8 ng/ml Serum)
   - Holotranscobalamin (35 - 171 pmol/l Serum)

⇨ AUS DER TÄGLICHEN PRAXIS: ZÄHME DEN TIGER IN DIR!

Es war während der Corona-Pandemie, Anfang 2020, als ein sehr interessanter Patient zu mir in die Ordination kam. Er war Pädagoge, ein sehr gebildeter und belesener Mann und äußerst angenehmer Gesprächspartner. Unter dem schwarzen Mund-Nasenschutz konnte ich sein Gesicht nicht zur Gänze erkennen. Er erzählte mir, er habe zunehmend Probleme, mit einer innerlich entstehenden Nervosität zurechtzukommen, die sich auch somatisch in Form von Schweißausbrüchen auswirke. In seinem Job wäre dies äußerst ungünstig, da es vor allem keinen greifbaren Grund, für diese Art von Anspannung gebe.

Die medikamentöse Therapie des zuständigen Facharztes belief sich auf ein Antidepressivum (selektiver Serotonin-Wiederaufnahmenhemmer) und einen Beta-Blocker, gegen die Hochpulsigkeit und die Schweißausbrüche. Dies helfe ihm zwar ein wenig, zeige aber auch massive Nebenwirkungen. So sei der Nachtschlaf deutlich eingeschränkt, v.a. der Einschlafvorgang. Zudem sei der Schlaf nicht ergiebig oder erholsam, sondern gleiche einem Erschöpfungsschlaf. Er sagte, er fühle sich wie ein Haifisch, der selbst im Schlaf noch schwimmt. Die Nervosität käme in Form von Attacken über ihn, die ihn zunehmend in der Ausübung seines Berufes behindere.

Es war ziemlich klar, in welchem Milieu die Störung zu suchen war. Das Vegetativum war nicht in Balance. Die beste Möglichkeit, dieses zu objektivieren, war – neben einer exakten Laboruntersuchung – die Messung der Herzratenvariabilität (HRV). Hierbei handelt es sich um eine hochspezialisierte EKG-Messung, die algorithmisch das Vegetative Nervensystem und die Schlafqualität analysiert. Dabei ist der vegetative Zustand umso besser, je weniger exakt Puls und Herzschlag aufeinander folgen. Schlägt das Herz wie ein Metronom, wo der Abstand zwischen zwei Schlägen immer exakt der Gleiche ist, dann ist der Sympathikus am Zug und der Patient kampf- und fluchtbereit. Ist jedoch eine gewisse Variabilität zwischen den Einzelschlägen (gemessen in Millisekunden), so kann man von einem Parasympathotonus ausgehen. Eine hochinteressante Form der Diagnostik, die bei vielerlei vegetativ bedingten Störungen der Schlüssel zur Heilung sein kann, angefangen von Panikattacken und Angststörungen, über Schlafstörungen bis hin zu Migräne oder Burnout-ähnlichen Zuständen. Auch Sportler profitieren enorm davon, speziell wenn es um die Aufrechterhaltung der Konzentration und mentalen Leistungsfähigkeit geht. (Ich erinnere mich in diesem Zusammenhang gut an einen jungen Snookerprofi, der nach HRV-Training die notwendige mentale Spannung über ein gesamtes Match zu halten lernte.)

Im Labor zeigte der gute Mann jedenfalls keine groben Auffälligkeiten, außer eine Fettstoffwechselstörung, die von der negativen Wirkung der Betablocker auf die Mitochondrien-Leistung herrührte, denn der Patient ernährte sich gut und machte ausreichend Bewegung. Zusätzlich waren Harnsäure und Homocystein erhöht, sowie Testosteron an der unteren Grenze. Der Magnesiumspiegel war nicht mangelhaft, aber suboptimal. In der HRV zeigte sich ein massiver Sympathotonus, also die dauernde Flucht vor dem unsichtbaren Säbelzahntiger. Dies belastete natürlich die Stressachse und blockierte so via Nebennierenrinde eine adäquate Sexualhormonproduktion, die einen gewissen Ausgleich zur Gesamtsituation hätte schaffen können. So zeigte die Spirale nach unten und es galt, den Abwärtstrend schnellstmöglich zu stoppen. Durch aktive Maßnahmen. Hier kommt die Atmung ins Spiel, die über Stimulation des Solarplexus den Nervus Vagus, also den Repräsentanten des Entspanners namens Parasympathicus, bahnen kann. So kann dem ständigen Kampf- und Fluchtreflex ein Gegenspieler gegenübergestellt werden.

Weiters war es wichtig, die Schlafqualität zu optimieren und die Stresshormone (allen voran Cortisol und Dopamin) zu entschärfen. Die Serotonin- und Melatoninproduktion braucht gute Versorgung mit B-Vitaminen, Vitamin D3, Zink und 5-Hydroxytryptophan, während zur Kontrolle der Stressachse vor allem Cholin, Magnesium mit Kalium und Taurin vonnöten sind. Gepaart mit einem breitdosierten Basis-Komplexpräparat und Melatonin war das auch die Mikronährstofftherapie für diesen Patienten. Ergänzend dazu wurde die Schlafhygiene optimiert, wobei wir hier mit Blaulichtfiltern, Kälte- und Wärmeanwendungen und Optimierung der Zeitpunkte für die Nahrungsaufnahme arbeiteten. Zentraler Baustein der Therapie war eine vagotonisierende Atemübung, die einmal täglich zu Anwendung kam.

Der Patient sprach gut auf die Behandlung an und konnte nach einem Monat die Beta-Blocker ausschleichen. Durch Intervallfasten in Form von Dinner-Cancelling kombiniert mit 10.000 Schritten pro Tag normalisierten sich die Fett- und Harnsäurewerte. Die Lebensenergie kam zurück und die Nervosität wurde schön langsam, im Verlauf von mehreren Wochen, wieder kontrollierbar. Der Schlaf stabilisierte sich ebenfalls und es wurde möglich, die Medikamente gänzlich abzusetzen.

Durch das Absetzen der SSRI kam es – wie des Öfteren bei stattgehabter längerer Einnahme – zu einem sogenannten Rebound-Phänomen, also einer Verschlechterung der Symptome. Ich hatte also die endogene Synthese von Serotonin noch nicht genügend stimuliert. Dies machte die unterstützende Gabe von hochdosierten, intravenösen Nährstoffinfusionen notwendig, die alsbald die erhoffte Wirkung zeigten. Die Behandlung von vegetativen Störungen ist manchmal langwierig und dadurch für Patient und Therapeuten fordernd, aber es kann nur ein multimodales Konzept ans Ziel führen, will man sich die Abhängigkeit und Nebenwirkungen der Medikamente sparen, die meist auch nur eine symptomatische Besserung hervorbringen.

VI. DAS SYMBIOTISCHE MILIEU – DIE HILFREICHEN MITBEWOHNER

Kaum eine ernährungsmedizinische Thematik hat das letzte Jahrzehnt so geprägt wie die Diskussion über das Mikrobiom. Zwischenzeitlich war man von der scheinbaren „Allmacht" der Darmbakterien überwältigt, einige der postulierten therapeutischen Implikationen konnten sich aber tatsächlich evidenzbasiert reproduzieren lassen. Es wird noch einige Zeit dauern, bis sich Begriffe wie „leaky gut", „Dysbiose", „Symbiotika" u.ä. im alltäglichen medizinischen Sprachgebrauch durchgesetzt haben werden, aber die Forschungsergebnisse in Bezug auf so manche Indikation sind vielversprechend.

PATHOPHYSIOLOGISCHE KORRELATE

Immerhin tragen Erwachsene ca. 2 kg, oder, zahlenmäßig ausgedrückt, 10^{14} dieser meist sehr hilfreichen Mitbewohner in Form von Mikroorganismen ständig mit sich herum. Diese befinden sich hauptsächlich im Bereich des Dickdarms, da sie hier ein adäquates Milieu vorfinden. (Singh 2017) Diese Mitbewohner bezahlen ihre „Miete" in Form Ihrer Produkte. Sie synthetisieren Vitamine - Vitamin K, Biotin, Folsäure, Niacin und B_{12} (Fuchs 2020) – essentielle Aminosäuren (Bäckhed 2005) und vor allem kurzkettige Fettsäuren (SCFAs) wie Butyrat, Propionat und Acetat, die in ihrer Gesamtheit hochwahrscheinlich für die Wirkung verantwortlich sind. (Topping 2001)

Die wichtigsten Vertreter sind dabei Bifidobakterien und Lactobazillen, die eine direkte, aber auch (via SCFAs) indirekte Auswirkungen auf die Gesundheit des Wirtsorganismus ausüben (Lucas Lopez 2016). Dabei unterscheiden sich die beiden Spezies in ihrer (belegbaren) Wirkung doch deutlich. Während Bifidobakterien eher Inflammationsparameter wie NF-kappaB und IL-8 senken und damit wahrscheinlich eine entzündungshemmende Wirkung entfalten (Delcenserie 2008), so beeinflussen Laktobazillen (allen voran Lactobacillus Reuteri) vor allem die metabolische Gesundheit wie Lipidprofile und Adipositas-Parameter. (Nardone 2010) Ein erst in den letzten Jahren in den Fokus gerückter Stamm von metabolisch

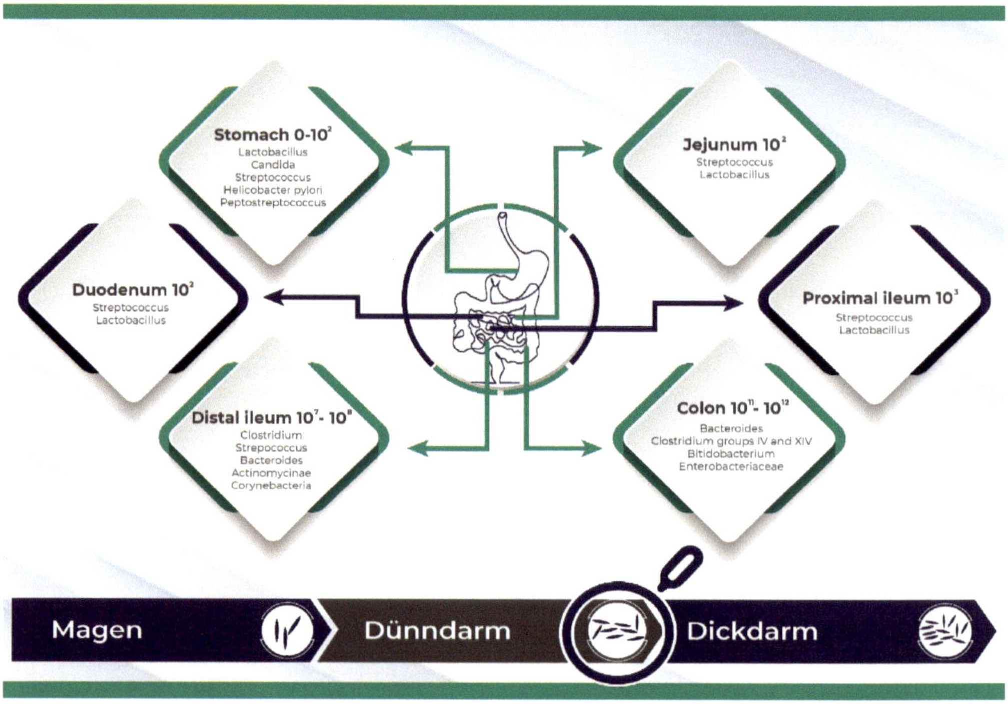

Abb. 12: Das Mikrobiom in seiner Komplexität

benefitär einzustufenden Darmbewohnern nennt sich Akkermansia muciniphila. (Dao 2015) Bekannt ist auch, dass die Besiedelungsdichte des Darmrohres von proximal nach distal zunimmt. (siehe Abb. 12)

Es gibt, neben der weiter unten näher erläuterten Ernährung, auch externe Faktoren, die unser Mikrobiom entscheidend beeinflussen und zur bakteriellen Fehlbesiedelung – der „Dysbiose" – führen. Allen voran sind hier sicherlich die Antibiotika zu nennen, die in ihrer unbestrittenen Alleinstellung bei akuten Infektionserkrankungen in der Folge auch die Darmbakterienlast dezimieren, da sie ja nicht zwischen „gut" und „böse" unterscheiden. Auch andere Medikamente (z.B. PPIs), chronischer Alkoholkonsum, Schwermetalle, der Zustand nach Magen-Darmoperationen, oder Divertikulose verändern die Zusammensetzung des Mikrobioms in negativer Weise. (Biesalski 2010, Fuchs 2020)

Ein weiterer unterschätzter Auslöser von unspezifischen Verdauungsproblemen, mit dem man vor allem beim Konsum von Fertiggerichten und Junkfood (durchaus auch in Gasthäusern und Autobahnrestaurants) Bekanntschaft schließt, sind Nahrungsmittelmodifikatoren, die von der Lebensmittelindustrie beigefügt werden, um die Produkte schöner und länger frisch aussehen zu lassen. Transglutaminasen sind dabei der Hauptvertreter, die – obwohl nicht deklarierungspflichtig – potentiell gesundheitsschädigende Wirkungen entfalten und sehr häufig zu Verdauungsschwierigkeiten und reizdarmähnlichen Zuständen führen. (Fuchs 2020)

Das Weizenkleberprotein Gluten, das in nahezu allen Getreidesorten in mehr oder weniger relevanter Menge vorkommt, hat nicht nur eine pathognomonische Funktion bei Zöliakie, sondern kann auch durchaus zu Dysbiosen und gastrointestinalen Störungen führen. (Sanz 2015)

ERNÄHRUNG – WAS MÖGEN UNSERE UNTERMIETER?

Was unsere Mitbewohner nicht mögen, das kann man ziemlich eindeutig benennen. Da der ernährungsmedizinische Ansatz aber immer eine proaktiv-heilende Direktive enthalten soll, drängt sich nun die Frage auf: Wie macht man den benefitären Mitbewohnern den Aufenthalt in unseren Gedärmen so schmackhaft wie möglich? In diesem Zusammenhang scheint die Tatsache interessant, dass die Modifikation der Mikrobiota durch eine diätetische Intervention sehr rasch, nämlich innerhalb von 24 h, vollzogen werden kann. (David 2014)

Wie bei vielen anderen gesundheitlichen Fragestellungen, so setzt sich auch in Bezug auf unsere Darmgesundheit die mediterrane Diät (hoher Ballaststoff- und EFS-Anteil, wenig rotes Fleisch) als idealste Ernährungsform durch. Sie fördert nachweislich die Besiedelung mit gesundheitsfördernden Bakterienstämmen. (de Fillippis 2015)

Keinen Vorteil hingegen brachte überraschenderweise die faserreiche und gemeinhin als gesund angesehene Vegane Diät. (Wu 2014)

Glutenfreie Kost war zwar hinsichtlich der symptomatischen Darmerkrankungen vorteilhaft (Sanz 2015), zeigte aber hinsichtlich der Mikrobiota sogar immunologisch nachteilige Effekte. (Sanz 2010)

Als klarer Verlierer stellte sich die „Western Diet“, geprägt durch hohen Anteil an Protein und gesättigten Fetten, heraus, die die intestinale Besiedelung eindeutig zum Schlechteren veränderte. (Drasar 2007)

Der wichtigste Faktor im Zusammenhang mit Ernährung und Mikrobiom ist unbestritten die Verfügbarkeit adäquater Präbiotika. So nennt man die Nahrungsmittel, die Darmbakterien schlussendlich dazu motivieren sollen, im Darm zu verweilen und nicht den gesundheitsschädlichen Verwandten Platz zu machen. Als ein sehr profitables Präbiotikum ist hier die Aminosäure L-Glutamin zu nennen, die nicht nur präbiotisch wirkt, sondern als Hauptbestandteil der Darmschleimhaut deren Barrierefunktion maßgeblich verbessert, was sie vor allem bei chronisch entzündlichen Darmerkrankungen nützlich macht. (Wang 2015)

Aber natürlich sind auch die vielgelobten und -zitierten faserreichen Ballaststoffe wie Inulin, Flohsamenschalen, Cellulose, und Andere sehr wichtig, ebenso die Milchsäure vergorener Lebensmittel wie Sauerkraut oder Joghurt. Sie sind sowohl für eine höhere mikrobiotische Gesamtanzahl (Pandey 2015), als auch für eine höhere Diversität verantwortlich. (Cotillard 2013)

<u>Korrespondierende Parameter</u>

1) Häufige Symptome

- rezente oder häufige Antibiotikaeinnahme
- unspezifische Verdauungsprobleme (Obstipation, weicher Stuhl, unregelmäßiger Stuhlgang)
- Meteorismus
- imperative Diarrhö nach Verzehr von Convenience-Food oder Fertigsoßen
- schlechte Verträglichkeit naturbelassener Grundnahrungsmittel
- seltener Konsum fermentierter Lebensmittel

2) Indikationen

- Chronisch Entzündliche Darmerkrankungen

- Reizdarmsyndrom
- Allergien
- Nahrungsmittelintoleranzen
- Dysbiosen
- Immunologische Störungen
- Antibiotika Assoziierte Diarrhoe

3) **Laborparameter**

- Mikrobielle Stuhlanalysen
- Nachgewiesene Unverträglichkeiten
- Zonulin (< 48 ng/ml Serum)
- Calprotectin (> 50 mcg/g Stuhl)

⇨ AUS DER PRAXIS: VERHEIRATETE (MÄNNER) LEBEN LÄNGER

Es gibt sogar eine Statistik, die besagt, dass verheiratete Männer älter werden als unverheiratete; bei Frauen hat der Ehestatus jedoch keinen Einfluss auf die Lebenserwartung. (vgl. van den Berg 2015) Frauen sind also umsichtiger und vergessen weniger. Das ist gut für die Gesundheit.

Deshalb finde ich es immer gut, wenn Ehepaare gemeinsam zur Untersuchung kommen, weil somit eine bessere Anamnese, aber auch eine bessere Compliance gewährleistet ist. In diesem Fall – es war im Herbst 2018 – schien es besonders wichtig zu sein, denn dieser Patient hätte von sich aus wahrscheinlich gar nichts erzählt. Er war sehr introvertiert und sah auch nicht gesund aus. Fast schon apathisch beantwortete er meine Fragen, unter tatkräftiger Unterstützung seiner Frau. Jedenfalls plagte ihn seit über 6 Monaten eine Leidensgeschichte, bestehend aus täglichen Durchfällen, vor allem postprandial und nahezu auf alle erdenklichen Lebensmittel. Besonders schlimm waren die Symptome, wenn der Patient auswärts (in Gasthäusern oder Raststätten) aß. Als Folge daraus hatte er schon 7 kg abgenommen und zeigte ein fahles Hautkolorit. Er wirkte schwer krank, hatte aber keine nennenswerten Vorerkrankungen oder Operationen. Eine benigne Prostatathyperplasie und eine Blinddarmoperation als Kind in gut 70 Lebensjahren waren wirklich als überschaubar zu werten. Er nahm auch nur ein Prostatamedikament als Dauermedikation.

Auf die Frage nach den bisher erfolglosen Gegenstrategien zeigte mir die Frau Befunde von mehreren Magen- und Darmspiegelungen, sämtlich ohne Ergebnis. Auch war bereits eine CT (wohl zur Tumorsuche) durchgeführt worden, die auch altersentsprechende Ergebnisse zeigte. Er hatte bereits die gängigsten probiotischen Präparate eingenommen, welche sämtlich so gut wie keine Wirkung zeigten. Die Laborwerte der Standard-Gesundenuntersuchung wiesen ihn als „pumperlgesunden" Menschen aus. Der er offensichtlich nicht war. Aus der Anamnese ging hervor, dass er vor allem Süßes einigermaßen vertrug, und dass er vor allem mit vollwertigen Lebensmitteln schlecht zurande kam. Nicht einmal fermentierte Lebensmittel waren eine Alternative. Sein Alltag war geprägt von vielen Zwischenmahlzeiten. Er klagte darüber hinaus über eine massive Ermüdbarkeit und Inappetenz, gepaart mit einer massiven Einschlafstörung und reaktiven Depression. Ich ließ eine ausgiebige Laboruntersuchung folgen, die erwartungsgemäß latente Mangelzustände der B-Vitamine, Vitamin D3, sowie der basischen Elektrolyte Magnesium und Kalium zeigte.

Die Therapie belief sich auf eine Umstellung der Frequenz der Nahrungszufuhr. Der Patient sollte nur mehr 2-3 x täglich essen und dabei ein Zeitfenster von 8 Stunden nicht überschreiten. Die Idee dahinter war, dem belasteten Darm Ruhe zur Regeneration zu verschaffen. Zusätzlich verordnete ich ihm ein breit dosiertes Multipräparat als Basisversorgung, was seine Leistungsfähigkeit und Stimmung schon nach 4 Wochen deutlich verbesserte. Das betroffene Milieu war eindeutig der Gastrointestinaltrakt, somit war die entscheidende therapeutische Maßnahme eine professionelle Darmreinigung mit Prä- und Probiotika.

Nach einem Monat waren die Symptome leicht gebessert. Das heißt, es war nicht mehr jeder Stuhlgang flüssig, sondern vor allem morgens eine Besserung erkennbar. Eine Wohltat nach über einem halben Jahr. Aber wie gesagt, die auffälligste Veränderung betraf die Stimmung des Patienten. Die Konversation verlief nicht mehr schleppend, sondern geradezu angeregt, was ich ganz eindeutig auf die nunmehr adäquate Nährstoffversorgung zurückführen konnte. Die dadurch neu gewonnene, oder besser, wiedererlangte

Agilität und körperliche Leistungsfähigkeit nutzte der gute Mann nun für ausgedehnte Spaziergänge und körperliche Bewegung. Dies ergab in Summe in völlig neues Lebensgefühl. Auch das fahle Hautkolorit war einer gesunden Farbe gewichen. Ich schlug ihm vor, die begonnene Therapie noch um die tägliche Zufuhr eines Bitterstoffpräparates und 2-3 Blatt Gelatine abends zu ergänzen, um die entzündliche Komponente seiner leider immer noch ziemlich glutenlastigen Ernährungsform besser zu antagonisieren. Irgendwann zwischen 8 und 12 Wochen nach Therapiebeginn gelang so der Turnaround. Der Stuhlgang normalisierte sich zusehends und der Patient begann, an Gewicht zuzunehmen. Mit dem Gewicht kam die Lebensfreude zurück und mittlerweile scheint ein Rückfall in alte Muster äußerst unwahrscheinlich.

Gelegentliche Ausrutscher, vor allem nach dem Besuch von Autobahnraststätten und Restaurants, die Fertigmahlzeiten verwenden, machen weder ihm noch mir großes Kopfzerbrechen, sind sie doch hochwahrscheinlich auf eine ganz andere Ursache (Stichwort Transglutaminasen) zurückzuführen.

AUSGLEICH ISOLIERTER DEFIZITE DURCH KOMPLEXE FORMULIERUNGEN

Die labordiagnostische Wahrnehmung entgleister Stoffwechselmetaboliten oder einzelner Mikronährstoffe ist Alltag der medizinischen Diagnosepraxis. Die Kompensation von Eisen-, Magnesium- oder Folat-Defiziten ist kein Spezialgebiet der Ernährungsmedizin, sondern auch im konservativen medizinischen Alltag etabliert. Auffällig und bemerkenswert aber ist nicht nur in der konservativen, sondern auch in der orthomolekular orientierten Medizin, dass diagnostizierte Mikronährstoff-Mängel auch heute noch „therapiert" werden, als handle es sich bei den einzelnen Defiziten um pharmakologische Phänomene. Handelsübliche Präparate, egal, ob rechtlich als Arzneimittel oder Nahrungsergänzungsmittel eingestuft, enthalten isolierte Mikronährstoffe, oft im Vergleich zum Tagesbedarf um ein Vielfaches überdosiert, um die jeweiligen defizitären Mikronährstoffe mit der „pharmakologischen Dosierungs-Keule" in den Organismus förmlich hinein zu prügeln. Abgesehen vom physiologischen Naturgesetz, dass Mikronährstoffe korrespondierend mit steigenden Zufuhrmengen in der Regel schlechter resorbiert werden, stößt manch hohe Dosis isolierter Mikronährstoffe, z.B. jene von 80 mg Eisen, an die Toleranzgrenze der Verträglichkeit.

Wer den Stoffwechsel der Mikronährstoffe durch die biochemisch-physiologische Brille betrachtet, stellt rasch fest, dass Mikronährstoffe nicht pharmakologischen, sondern physiologischen Gesetzen gehorchen. Das Spurenelement Eisen zum Beispiel erfährt, auch aus pflanzlichen Quellen, durch Vitamin C eine Verfünffachung (!) seiner gastrointestinalen Resorptionsquote. Mehr noch, auch das Spurenelement Kupfer und jedes einzelne der acht B-Vitamine (also nicht nur Folsäure und Vitamin B_{12}) tragen bei zur Metabolisierung des Eisens in Häm. Häm ist jener Farbstoff, der nicht nur für die Blutbildung, sondern auch für den antioxidativen Stoffwechsel (Katalasen, Superoxiddismutasen), den Stoffwechsel der Schilddrüsen (Thyreoperoxidase) und die mitochondriale O_2-Verwertung verantwortlich ist. Was uns dieses Beispiel sagt? Es gibt uns vor, dass Mikronährstoffe keine Pharmaka sind, sondern *physiologische Puzzlesteine* eines gigantischen kybernetischen Stoffwechsel-Mosaiks, das in ständiger Bewegung und in ständigem Stoffaustausch ist. Diese biochemischen Grundgesetze zu ignorieren, bedeutet, den defekten Organismus mit Mikronährstoff-Mästung in die Knie zwingen zu wollen, anstatt gezielt, komplex und moderat dosiert seinen Bedürfnissen nachzukommen. Die Metabolisierung durch die Präsenz der zahlreichen biochemischen Synergisten verläuft effizienter und bewirkt – frei nach dem Motto „Gemeinsam sind wir stärker" - eine Fortifizierung des einzelnen (defizienten) Nährstoffes. „Eingepackt" in die Synergisten, kann, anhand unseres Beispiels, mit 20 mg Eisen effizienter und vor allem nebenwirkungsfrei therapiert werden.

FAZIT – TAKE HOME MESSAGE

Die meisten Kollegen, die ich im Laufe meines medizinischen Lebens kennenlernen durfte, arbeiten sehr strukturiert. Fachgesellschaften erstellen diagnostische und daraus folgende therapeutische Guidelines, die dieses strukturierte Arbeiten erleichtern sollen. In der nutriologischen Medizin fehlen derlei Guidelines oder Kochrezepte. Und das aus gutem Grund:

EIN PROBLEM – MEHRERE LÖSUNGEN

Es kann nämlich der tatsächliche Fall eintreten, dass ein und dasselbe Krankheitsbild je nach betroffenem Patienten völlig unterschiedliche (metabolische) Ursachen hat. Nehmen wir das Beispiel Atopische Dermatitis: die zugrundeliegende Problematik liegt im Fettsäurestoffwechsel der Dermatozyten. Die Ursache der Dysfunktion auf dieser Ebene kann jedoch in mehreren Milieus verborgen sein. Bei einem Patienten kann die Erkrankung vererbt sein, seine Mutter, oder sein Vater sind ebenfalls Atopiker, die Erkrankung „liegt also in der Familie". Somit wäre das zu korrigierende Milieu das epigenetische. Ein anderer Patient klagt über atopisches Hautbild als Begleitsymptom seiner Rheumaähnlichen Gelenksbeschwerden, zudem hat er regelmäßig mit Mykosen zu kämpfen. Hier ist der Säure-Basen-Haushalt latent acidotisch und führt zur eingeschränkten Aktivität der Delta-6-Desaturase, welche im Stoffwechsel der essentiellen Fettsäuren eine tragende Rolle spielt (Rösler 2020). Die wahrscheinlich häufigste Ursache ist im früher genannten Fallbeispiel der „innerlich ranzigen" jungen Dame beschrieben, die ihr

Problem durch die Korrektur des Redox-Milieus in den Griff bekam. Schlussendlich kann aber ein atopisches Hautbild auch in einem dysfunktionalen symbiotischen Milieu begründet liegen und vegetativ getriggert sein.

NÄHRSTOFFTHERAPIE IST WIE HAUSBAUEN

Erfolgreiche nutriologische Therapie funktioniert im Prinzip wie der Bau eines Hauses. Beim Hausbau ist die Vorgehensweise immer dieselbe, egal ob man einen Bungalow, ein Reihenhaus, ein Einfamilienhaus, einen Vierkanthof, oder ein Hochhaus bauen will. Zuerst wird ein stabiles Fundament - eine BASIS - gelegt. Darauf wird der Rohbau gestellt, wo gewisse Regelkreise - MILIEUS - integriert werden. Man braucht Elektroinstallationen, ein Kanalsystem, Strom- und Wärmequellen, Isolationen und Vieles mehr. Erst danach geht man ans SPEZIFISCHE FEINTUNING und besorgt Küchenplatten, Türen, Armaturen fürs Badezimmer, Einrichtungsgegenstände usw.. Niemand würde auf die Idee kommen, den Erwerb einer Haustüre (einem zweifellos integralen Bestandteil eines wohnlichen Hauses) mit einem erfolgreichen Hausbau gleichzusetzen. Genau so wenig kann man aber auch die Verabreichung von 400 mg Magnesiumcitrat pro Tag eine erfolgreiche Nährstofftherapie nennen.

Die Logik gibt uns hier die Struktur der Therapie ohnehin vor. Denken sie an den Hausbau. Die diagnostische Herausforderung – die Identifikation des dysfunktionalen Milieus – ist gleichzeitig die therapeutische Chance, ich möchte fast sagen, Notwendigkeit. Wenn Ihr Haus Schimmel ansetzt, so werden Sie umgehend auf die Suche nach dem defekten Milieu (in diesem Fall die defekte Installation) gehen und nicht versuchen, den Schimmel abzukratzen. Genau so funktioniert auch erfolgreiche Nährstofftherapie. Ist das Milieu „eingerenkt“, verschwinden viele Störungen wie von selbst. Sie wissen nun, worauf Sie achten sollten und wie sie die jeweiligen Lecks im System ausfindig machen können.

Gehen Sie diese Herausforderung entschlossen und strukturiert an. Schaffen Sie metabolischen Rückenwind für sich und Ihre Patienten. Sie werden reich belohnt.

FACT BOX SÄUREN-BASEN-ELYT MILIEU

Typische Symptome (Vgl. Rauch, 1990)

- Foetor ex ore
- Zungenbelag, vor allem morgens
- Brüchige, fleckige Nägel
- Fahles Hautkolorit
- Augenringe
- Verringerte Knochendichte

Indikationen

- Rheumatischer Formenkreis
- Osteoporose
- Arrhythmien/strukturelle Herzerkrankungen
- Leber- und Pancreaserkrankungen
- Polypragmasie (v.a. PPI, Laxantien, ACE-Hemmer,..)
- Tumorerkrankungen
- Sport (Laktazide Belastungen)
- Therapieresistenz oder –starre
- Sklerodermie
- Sarkoidose
- Fibromyalgie
- Hyperacidität/ Gastritis
- Cellulite / fasziale Verklebungen

Korrespondierende Laborwerte

• LDH	(altersabhängiger Wert, Serum)
• Säure-Basen-Test nach SANDER	(Urintest, zeigt tageszeitlichen Verlauf der Pufferkapazität)
• Erhöhte LFPs	(indirektes Zeichen, alkalophiles Organ)
• Erhöhte Amylase/Lipase	(indirektes Zeichen, alkalophiles Organ)
• Zink	(60 - 120 mcg/dl Serum)
• Hämatokrit	(> 45% vgl. Wendt, 1987)
• Kalium	(3,5 – 5,4 mmol/l)
• Magnesium	(0,65 – 1,05 mmol/l)

FACT BOX MITOCHONDRIALES MILIEU

Typische Symptome (vgl. Kuklinski 2006, 2006, 2016)

- Körperliche und geistige Ermüdbarkeit
- Postprandiales imperatives Schlafbedürfnis nach hochkalorischen Speisen
- Nächtliches Erwachen 6-8 h nach der letzten Mahlzeit mit vegetativen sympathotonen Symptomen (Herzklopfen, Schweiß, hoher Puls, ..)
- Auffällig schlechte C2-Toleranz
- Schmerzen im Bereich der Fingergelenke
- Gastro-ösophagealer Reflux
- Muskuläre Leistungsschwäche

Indikationen

- Neurodegenerative Erkrankungen
- Herzinsuffizienz / Extrasystolie /Hypertonie
- Diabetes
- GERD
- Fibromyalgie / CFS / Burnout
- Tumorerkrankungen
- MAD
- Depressionen
- Migräne
- Epilepsie
- Restless-Legs-Syndrome

Korrespondierende Laborwerte

• Homocystein	(geschlechts- und altersabhängig, Serum)
• Oxidiertes LDL	(< 235 ng/ml Serum)
• Superoxiddismutase	(160 - 240 U/ml EDTA)
• Folsäure	(4,6 - 34,8 ng/ml Serum)
• Holotranscobalamin	(35 - 171 pmol/l Serum)
• 4-Hydroxynonenal	(< 30 mcmol/l EDTA)
• Citrullin	(< 2,9 mg/g Creatinin, Harn)
• Methylmalonsäure	(< 1,6 mg/g Creatinin, Harn)
• Ubiquinon	(1 - 2,5 mcg/ml Serum)
• Magnesium	(0,65 – 1,05 mmol/l)

FACT BOX EPIGENETISCHES MILIEU

Typische Symptome

- schwere Schicksalsschläge in der Anamnese
- passiver Lebensstil (wenig Bewegung, wenig Sport)
- schlechtes soziales Netzwerk, wenig Freunde
- Beziehungsunfähigkeit
- konsumierender, polytoxikomaner Lebensstil
- jahrelange Schicht- oder Nachtarbeit

Indikationen

- Genetische Prädisposition
- Chronifizierte Störungen (v.a. Inflammatorischer Genese)
- Krebs

Korrespondierende Laborparameter

- Homocystein (geschlechts- und altersabhängig, Serum)
- Oxidiertes LDL (< 235 ng/ml Serum)
- Superoxiddismutase (160 -240 U/ml EDTA)
- Folsäure (4,6 - 34,8 ng/ml Serum)
- Holotranscobalamin (35 - 171 pmol/l Serum)
- Vitamin A (30 – 70 mcg/dl Serum)
- Vitamin D3 (< 30 pg/ml Serum)

FACT BOX REDOX MILIEU

Typische Symptome

- konsumierender Lebensstil (viel Stress, viel Alkohol, viel Nikotin, exzessiver Sport)
- „verbrauchtes“ Aussehen
- Hautprobleme (trockenes, oder pigmentiertes Hautbild, Altersflecken)
- Störungen der Atemwege (Asthma, Kurzatmigkeit,..)
- Rezidivierende Entzündungen (Zahnfleisch , Gelenke, ..)
- langjähriger, regelmäßiger Gebrauch von Lösungsmitteln, Giftstoffen oder Lacken

Indikationen

- Immunologische Erkrankungen
- Infektanfälligkeit
- Atherosklerotische Erkrankungen, KHK
- Hauterkrankungen
- Inhalative Allergien
- Tumorerkrankungen (Cave: Zeitliche und therapeutische Abgrenzung zu Chemotherapie und Radiatio beachten!)

Korrespondierende Laborparameter

• Homocystein	(geschlechts- und altersabhängig, Serum)
• Oxidiertes LDL	(< 235 ng/ml Serum)
• GGT	(< 40 u/l Serum)
• Superoxiddismutase	(160 - 240 U/ml EDTA)
• 4-Hydroxynonenal	(< 30 mcmol/l EDTA)
• Methylmalonsäure	(< 1,6 mg/g Creatinin, Harn)
• Malondialdehyd	(< 0,5 mcmol/l Serum)
• Zink	(60 - 120 mcg/dl Serum
• Selen	(7,4 – 13,9 mcg/dl Serum)
• Ubiquinon	(1 - 2,5 mcg/ml Serum)

FACT BOX VEGETATIVES MILIEU

Typische Symptome

- Unfähigkeit, abzuschalten
- hoher Muskeltonus
- Verspannungen
- Reizbarkeit
- unnatürlich hoher Ruhepuls
- häufige Mundtrockenheit

Indikationen

- Vegetative Dystonie oder Erschöpfung
- Ein- und Durchschlafstörungen
- Burnout
- Zyklothymie/Dysthymie/ Depression
- Chronischer Stress
- Nervosität – Sympathotonus

Korrespondierende Labor- und apparative Parameter

- HRV- EKG (SDNN, RMSSD, pNN50)
- Cortisol-Tagesprofil (im Serum oder Speichel)
- DHEA bei >14-Jährigen (0,5 – 20 mcg/l)
- Magnesium (0,65 – 1,05 mmol/l)
- Homocystein (geschlechts- und altersabhängig, Serum)
- Folsäure (4,6 - 34,8 ng/ml Serum)
- Holotranscobalamin (35 - 171 pmol/l Serum)

FACT BOX SYMBIOTISCHES MILIEU

Typische Symptome

- rezente oder häufige Antibiotikaeinnahme
- unspezifische Verdauungsprobleme (Obstipation, weicher Stuhl, unregelmäßiger Stuhlgang)
- Meteorismus
- imperative Diarrhö nach Verzehr von Convenience-Food oder Fertigsoßen
- schlechte Verträglichkeit naturbelassener Grundnahrungsmittel
- seltener Konsum fermentierter Lebensmittel

Indikationen

- Chronisch Entzündliche Darmerkrankungen
- Reizdarmsyndrom
- Allergien
- Nahrungsmittelintoleranzen
- Dysbiosen
- Immunologische Störungen
- Antibiotika Assoziierte Diarrhoe

Laborparameter

- Mikrobielle Stuhlanalysen
- Nachgewiesene Unverträglichkeiten
- Zonulin (< 48 ng/ml Serum)
- Calprotectin (> 50 mcg/g Stuhl)

WICHTIGE LABORPARAMETER UND ORTHOMOLEKULARMEDIZINISCHE KORRELATIONEN

1. Hämoglobin im EDTA Blut: Erniedrigung weist auf (bereits längere Zeit bestehenden) Eisenmangel hin (Ursache klären!)

2. MCV im EDTA Blut: Erhöhung weist auf (bereits längere Zeit bestehenden) B_{12} und/oder Folsäure Mangel hin, Erniedrigung weist auf (bereits längere Zeit bestehenden) Eisenmangel hin (Ursache klären!)

3. Gesamteiweiß: Zielwert > 7 g/dl (wichtig v.a. bei immunologischen Störungen)

4. Homocystein: Toxisches Abbauprodukt im Demethylierungsstoffwechsel von Methionin. Es steigt bei Mangel an Vitamin B_2, B_3, B_6, B_9 (Folsäure) und B_{12} an, ist somit der beste Marker für einen B-Vitamin-Mangel und gleichzeitig Risikofaktor für Herz-Kreislauferkrankungen, Demenz, Depressionen, ED und ein wichtiger epigenetischer Marker, da es eine „Methylierungsinsuffizienz" anzeigt. (siehe Abb. 7)

5. LDH: Erhöhung ist Hinweis auf vermehrte Aktivierung der anaeroben Glykolyse und damit Laktatbildung. Ursache ist meist eine herabgesetzte Kapazität der Mitochondrien, Pyruvat einzuschleusen (indirekter Hinweis auf Vitamin B_1 und ALA- Mangel), oder Mitochondriopathie.

6. Leberwerte (ASAT/ALAT/GGT): erhöhter Wert ist Hinweis auf Überforderung der Leber mit toxischen (Alkohol, Medikamente, Lösungsmittel,..) oder sauren Metaboliten

7. Harnsäure im Serum: erhöhter Wert weist unter anderem auf intrazelluläre Stoffwechselstörung, übermäßigen (v.a. Frucht-)Zuckerkonsum und zellulären ATP-Mangel hin (Stichwort ATP-Recycling, siehe Abb. 5)

8. Triglyzeride im Serum: erhöhter Wert weist u.a. auf sinkende Zellstoffwechselleistung und Insulinresistenz hin

9. Calcium im Serum: wichtiger Mineralstoff für Knochen und

Muskelfunktion (enges Zusammenspiel mit Magnesium im Sinne eines Antagonismus)

10. Magnesium im Serum: hauptsächlich intrazelluärer basischer Mineralstoff, der bei sehr vielen Zell-Enzymreaktionen (V.a. im Kohlenhydrat- und Mitochondrienstoffwechsel) als Ko-Faktor dient. Serumwerte von < 0,85 mmol/l korrelieren mit unzureichender intrazellulärer Versorgung (Michalk 2014, George, 1975, Dorup, 1991)

11. Ferritin im Serum: Eisenspeicher. Werte unter 50 mcg/l sind für eine adäquate mitochondriale ATP-Synthese zu wenig. Werte über dem oberen (alters- und geschlechtsabhängigen) Grenzwert sind ebenfalls pathologisch zu werten (DD: Akute-Phase-Reaktion, Fettleber, immunologische Störung, Kupfermangel,..). Korrelation herstellen zur **Transferrinsättigung**, die 30% übersteigen soll.

12. Eisen im Serum : Spurenelement für Blutbildung, zelluläre Abwehr und Energiestoffwechsel

13. Selen im Serum: Spurenelement, das für die Antioxidation (als Ko-Faktor der GPX), den Schilddrüsenstoffwechsel (v.a. die Konversion von T4 in T3) und die zelluläre Abwehr

14. Superoxid-Dismutase im EDTA Blut: ein Zink-, Kupfer und Manganabhängiges Enzym, wichtig als Antioxidans für die Immunabwehr. Indirekter, aber repräsentativer Werte für intrazelluläre Zink- und Manganversorgung

15. Coenzym Q10/Ubiquinon im Serum: sollte > 2 mcg/ml sein. Intramitochondrialer Elektronencarrier und damit ein limitierender Faktor für die zelluläre Energieproduktion, wichtiger antioxidativer Scavenger

16. Malondialdehyd im Serum: Biomarker für oxidativen Stress (indirekter Wert zur Vitamin E und Coenzym-Q10-Diagnostik)(Kuklinski 2016)

17. Oxidiertes LDL im Serum: Biomarker für oxidativen Stress und Risikofaktor für HK-Erkrankungen

18. Gamma-GT im Serum: Biomarker für Leberschäden und unspezifischer, sensitiver Marker für oxidativen Stress

19. 1,25-Dihydroxy-Vitamin D im Serum: Zielwert ist 50 - 70 pg/ml

20: Holotranscobalamin: repräsentativer Wert für den Vitamin B_{12}-Status (Serum-B_{12}-Spiegel korreliert nicht adäquat mit dem bioverfügbaren Cobalamin)

21. Citrullin im Urin: Biomarker für nitrosativen Stress bei Mitochondriopathie (Kuklinski, 2016)

22. TSH, T3 im Serum: Zielwerte TSH <1 mcmol/l, T3 > 5 pmol/l

23. Sexualhormone: Östradiol und Progesteron, bzw. Testosteron

Danksagung

An dieser Stelle gilt es auch, an diejenigen Menschen Dank auszusprechen, die meine bisherige medizinische Laufbahn entscheidend mitgeprägt haben. Allen voran Norbert Fuchs, der mir als Freund und Mentor durch unzählige Gespräche die faszinierende Welt der menschlichen Biochemie greifbar und plastisch machte und der auch geistiger Vater der „ernährungsmedizinischen Milieu-Idee“ ist. Ich danke Bodo Kuklinski für seine Freundschaft und Wertschätzung, vor allem aber für seine unermüdliche Pionierarbeit zugunsten unzähliger chronisch Kranker. Ich danke den vielen Inspirationsquellen – Baldur Preiml, Horst Seidler, Marguerite Dunitz-Scheer und Peter Scheer, Georg Ehrlich, Wolfram Paulus, Josef Gruber um nur ein paar zu nennen - die mir, durch ihr Beispiel, geholfen haben, Dinge klarer zu sehen und dadurch scheinbare Hürden zu überwinden. Ich danke meinen ehemaligen Kollegen aus meiner 11-jährigen Zeit als Klinikarzt, von denen ich so vieles über die Möglichkeiten und Grenzen der Akutmedizin lernen durfte. Ich danke meinen Patienten, dass ich täglich von ihnen lernen darf, vor allem jenen, die mir meine medizinischen Grenzen aufgezeigt haben und mich dadurch schmerzlich zu einem besseren Arzt werden ließen. Ich danke meinen Eltern Rosemarie und Edgar, die mir kritisches Denken und werteorientierte Haltung vorgelebt haben und mir ermöglicht haben, meinen eigenen Weg zu gehen. Ich danke meiner Familie – Elisabeth, Lilly und Rosa – dass sie mein Leben jeden einzelnen Tag mit Freude und Sonnenschein erfüllen.

Abbildungsverzeichnis

Quellenverzeichnis:

1. Huber J: Der holistische Mensch. Goldmann Verlag, 2017
2. Alpha-Tocopherol, Beta Carotene Cancer Prevention Study Group: The effect of vitamin E and beta carotene on the incidence of lung cancer and other cancers in male smokers. N Engl J Med 1994 Apr 14;330(15):1029-35
3. Dietl H, Ohlenschläger G: Handbuch der orthomolekularen Medzin. Haug-Verlag, 1994
4. https://broschuerenservice.sozialministerium.at/Home/Download?publicationId=528 (österreichischer Ernährungsbericht 2017)
5. Van der Kuyt PHM et al.: Hydroxocobalamin, a Nitric Oxide Scavenger, in the Prophylaxis of Migraine: An Open, Pilot Study 2002 Sep;22(7):513-9
6. Karlson P: Kurzes Lehrbuch der Biochemie für Mediziner und Naturwissenschaftler. Georg Thieme Verlag Stuttgart, 1994
7. Brenna J T et al.: alpha-Linolenic acid supplementation and conversion to n-3 long-chain polyunsaturated fatty acids in humans. Prostaglandins Leukot Essent Fatty Acids Feb-Mar 2009;80(2-3):85-91
8. Althoff T et al.: Large-scale physical activity data reveal worldwide activity inequality. Nature | Vol 547 | 20 July 2017
9. Kuklinski B: Mitochondrien. Aurum Verlag (2016)
10. Martin-Montalvo: Mitochondrial reprogramming induced by calorie restriction, Antioxidants and redox signaling 19.3 (2013)
11. Aquilano K et al.: Peroxisome proliferator-activated receptor gamma co-activator 1alpha and sirtuin1 reside in mitochondria: possible direct function in mitochondrial biogenesis. J Biol Med 285(2010)
12. Schlicker C et al.: Substrates an d Regulation mechanisms for human mitochondrial sirtuins sirt-3 and sirt-5. J.Mol. Biol. (2008)

13. Fuchs N: Mit Nährstoffen heilen – 5. überarbeitete und erweiterte Ausgabe. Ralf Reglin Verlag Köln, 2020
14. Wendt L: Die Eiweißspeicherkrankheiten. Proteothesaurismosen. Haug Verlag 1987
15. Fuchs N: Protonenpumpenhemmer hemmen nicht nur Protonen. Pharma-Time 05/2010
16. Pischinger A: Das System der Grundregulation. Haug Verlag 1990
17. Perger F: Das Kompendium der Regulationspathologie. Sonntag Verlag 1990
18. Fuchs N: Säuren/Basen-Haushalt - Reizwort für die „Schulmedizin“. Pharma-Time 04/2010
19. Gröber U: Arzneimittel und Mikronährstoffe. WVG 2007
20. Rauch E: Blut- und Säftereinigung. Haug Verlag 1990
21. Kuklinski B: Das HWS-Trauma. Aurum Verlag 2006
22. www.medilab.at (Stand April 2021)
23. Egger G. et al.: Epigenetics in human disease and prospects for epigenetic therapy. Nature 429, S. 457–463 (2004)
24. Bird A: Perceptions of epigenetics. Nature Band 447, Nummer 7143, Mai 2007, S. 396–398
25. Huber J: Grundlagen der Altersprävention. Facultas / Maudrich; 1. Auflage (2004)
26. Carey H. et al.: Mammalian hibernation: cellular and molecular responses to depressed metabolism and low temperature. Physiol Rev 2003 Oct;83(4):1153-81
27. Schmidt I: www.tocotrienol.de, 2018
28. Madeo F et al.: Caloric Restriction Mimetics against Age-Associated Disease: Targets, Mechanisms, and Therapeutic Potential. Cell Metab 2019 Mar 5;29(3):592-610
29. Ravussin E et al.: A 2-Year Randomized Controlled Trial of Human Caloric Restriction: Feasibility and Effects on Predictors of Health Span and Longevity. J Gerontol A Biol Sci Med Sci 2015

30. Mattson P et al.: Impact of intermittent fasting on health and disease processes. Ageing Res Rev 2017 Oct;39:46-58

31. Longo V et al.: Interventions to Slow Aging in Humans: Are We Ready? Aging Cell 2015 Aug;14(4):497-510

32. Jung-Ae K: Cooperative Instruction of Signaling and Metabolic Pathways on the Epigenetic Landscape. April 2018 Moleculer Cells 41(4)

33. Lee Know, ND: Mitochondria and the future of medicine. The key to understanding Disease , Chronic illness, Aging and Life itself. Chelsea Green Publishing, 2018

34. Ames B: Low micronutrient intake may accelerate the degenerative diseases of aging through allocation of scarce micronutrients by triage. Proc Natl Acad Sci USA 2006 Nov 21;103(47):17589-94

35. Jarczok MN et al.: Autonomic nervous system activity and workplace stressors - a systematic review. Neurosci Biobehav Rev 2013 Sep;37(8):1810-23

36. Kox M et al.: Voluntary activation of the sympathetic nervous system and attenuation of the innate immune response in humans. Proc Natl Acad Sci USA 2014 May 20;111(20):7379-84

37. Kim H G et al.: Stress and Heart Rate Variability: A Meta-Analysis and Review of the Literature. Psychiatry Investig 2018 Mar;15(3):235-245

38. Wehrens SMT et al.: Meal Timing Regulates the Human Circadian System. Curr Biol 2017 Jun 19;27(12):1768-1775

39. Johnston JD: Physiological responses to food intake throughout the day. Nutr Res Rev 2014 Jun;27(1):107-18

40. Buijs RM et al.: The circadian system and the balance of the autonomic nervous system. Handb Clin Neurol. 2013;117:173-91

41. Subramanian M et al.: Precision medicine in the era of artificial intelligence: implications in chronic disease management. J Transl Med 2020 Dec 9;18(1):472

42. De Punder K et al.: The dietary intake of wheat and other

cereal grains and their role in inflammation. Nutrients 2013 Mar 12;5(3):771-87

43. Bobkowski W et al.: [Influence of autonomic nervous system on electrolyte abnormalities in children with mitral valve prolapse]. Pol Merkur Lekarski 2003 Mar;14(81):220-3
44. Pasternak K et al.: Biochemistry of magnesium. Journal of Elementology 15(3/2010) July 2010
45. Oschmautz H: Fettleber – Die Lebererkrankung des 20. Jahrhunderts? Humanomed Info 2016
46. Michal G.: Biochemical Pathways. Spektrum Akademischer Verlag 1999
47. Kuklinski B.: Das HWS Trauma – Ursachen, Diagnose und Therapie. Aurum Verlag 2006
48. Michalk C: Das Handbuch zum Körper – so erreichen Sie Ihr genetisches Maximum. Edubily.de 2014
49. Patrick R et al.: Vitamin D hormone regulates serotonin synthesis. Part 1: relevance for autism. FASEB J 2014 Jun;28(6):2398-413
50. Wahl S et al.: The inner clock-Blue light sets the human rhythm. J Biophotonics 2019 Dec;12(12)
51. West KE et al.: Blue light from light-emitting diodes elicits a dose-dependent suppression of melatonin in humans. J Appl Physiol (1985). 2011 Mar;110(3):619-26
52. Gröber U: Arzneimittel als Mikronährstoffräuber 2. vollständig überarbeitete und erweiterte Auflage. Wissenschaftliche Verlagsgesellschaft, Stuttgart 2017
53. https://www.faz.net/aktuell/wirtschaft/unternehmen/pharma-die-umsatzstaerkste-pille-der-welt-bekommt-konkurrenz-1119055.html (Artikel vom 21.7.2003)
54. Pirillo A et al.: LOX-1, OxLDL, and atherosclerosis. Mediators Inflamm 2013;2013:152786
55. Nissanka N et al.: Mitochondrial DNA damage and reactive oxygen species in neurodegenerative disease. FEBS Lett 2018 Mar;592(5):728-742. Epub 2018 Jan 9

56. Pandya C et al.: Age-Dependent Oxidative Stress Elevates Arginase 1 and Uncoupled Nitric Oxide Synthesis in Skeletal Muscle of Aged Mice. Oxid Med Cell Longev 2019 May 8;2019:1704650

57. Singh K V. et al.: Effect of mobile phone radiation on oxidative stress, inflammatory response, and contextual fear memory in Wistar rat. Environ Sci Pollut Res Int 2020 Jun;27(16):19340-19351

58. Biri H et al.: Antioxidant defense potential of rabbit renal tissues after ESWL: protective effects of antioxidant vitamins. Nephron 1998;79(2):181-5

59. Pinazo-Duran MD et al.: Strategies to Reduce Oxidative Stress in Glaucoma Patients. Curr Neuropharmacol 2018;16(7):903-918

60. Mishra V et al.: Oxidative stress and cellular pathways of asthma and inflammation: Therapeutic strategies and pharmacological targets. Pharmacol Ther 2018 Jan;181:169-182

61. van der Pol et al.: Treating oxidative stress in heart failure: past, present and future. Eur J Heart Fail, 2019 Apr;21(4):425-435

62. Reuter S et al.: Oxidative stress, inflammation, and cancer: how are they linked? Free Radic Biol Med. 2010 Dec 1;49(11):1603-16

63. Pantelidou M et al.: Biologic Stress, Oxidative Stress, and Resistance to Drugs: What Is Hidden Behind. Molecules 2017 Feb 17;22(2):307

64. Kim S J et al.: Understanding of ROS-Inducing Strategy in Anticancer Therapy. Oxid Med Cell Longev 2019 Dec 18;2019:5381692

65. Fuchs N und Rösler D. Nährstoffdefizite erkennen und behandeln, Ralf Reglin Verlag Köln, 2014

66. Fuchs N et al.: Convenience-food: Untersuchung der Mikronährstoff-Dichte von industriellen Fertigprodukten im Vergleich zu ihren korrespondierenden Grundnahrungsmitteln: Ergebnisse einer chemischen Analyse österrei-

chischer Fertig- und Grundnahrungsmittel. OM & Ernährung 2013; 145: 4-9

67. van den Berg GJ et al.: The role of marriage in the causal pathway from economic conditions early in life to mortality. J Health Econ 2015 Mar;40:141-58
68. Willcox B J et al.: Caloric restriction, caloric restriction mimetics, and healthy aging in Okinawa: controversies and clinical implications. Curr Opin Clin Nutr Metab Care 2014 Jan;17(1):51-8
69. Wang B et al.: Glutamine and intestinal barrier function. Amino Acids 2015 Oct;47(10):2143-54.
70. Singh R K et al.: Influence of diet on the gut microbiome and implications for human health. J Transl Med 2017 Apr 8;15(1):73
71. Bäckhed F et al.: Hostbacterial mutualism in the human intestine. Science 2005;307:1915–20
72. Topping DL et al.: Shortchain fatty acids and human colonic function: roles of resistant starch and nonstarch polysaccharides. Physiol Rev 2001;81:1031–64
73. Lucas López R et al.: The human gastrointestinal tract and oral microbiota in inflammatory bowel disease: a state of the science review. APMIS 2016 oct.
74. Delcenserie V et al.: Immunomodulatory effects of probiotics in the intestinal tract. Curr Issues Mol Biol 2008;10:37–54
75. Nardone G et al.: Protective effects of Lactobacillus paracasei F19 in a rat model of oxidative and metabolic hepatic injury. Am J Physiol Gastrointest Liver Physiol 2010;299:G669–76
76. Biesalski HK et al.: Ernährungsmedizin. Thieme Verlag 4. Auflage, 2010
77. Sanz Y: Microbiome and Gluten. Ann Nutr Metab 2015;67 Suppl 2:28-41
78. David LA et al.: Diet rapidly and reproducibly alters the human gut microbiome. Nature 2014;505:559–63

79. DeFilippis F et al.: Highlevel adherence to a Mediterranean diet beneficially impacts the gut microbiota and associated metabolome. Gut 2015:gutjnl 2015

80. Wu GD et al.: Comparative metabolomics in vegans and omnivores reveal constraints on dietdependent gut microbiota metabolite production. Gut 2014

81. Sanz Y: Effects of a gluten-free diet on gut microbiota and immune function in healthy adult humans. Gut Microbes 2010

82. Drasar BS et al.: The relation between diet and the gut microflora in man. Proc Nutr Soc 2007;32:49–5

83. Dao MC et al.: Akkermansia muciniphila and improved metabolic health during a dietary intervention in obesity: relationship with gut microbiome richness and ecology. Gut 2015

84. Pandey KR: Probiotics, prebiotics and synbioticsa review. J Food Sci Technol 2015;52:7577–87

85. Cotillard A et al.: Dietary intervention impact on gut microbial gene richness. Nature 2013;500:585–8

86. Rösler D, Fuchs N, Kuklinski B, Markolin G: Enzyminduktion der Delta-6-Desaturase zur Optimierung der EPA- und DHA-Konversion. OM und Ernährung 2020, Nr. 170 F46-51